LA

SANTÉ DU PEUPLE

PAR

LE DR JULES MASSÉ

Secrétaire de M. le Prof. Récamier.

ANATOMIE ET PHYSIOLOGIE.
HYGIÈNE.
SOINS DES MALADES.
ERREURS ET PRÉJUGÉS.
SECOURS A DONNER DANS LES ACCIDENTS.
UN MOT SUR LES ÉPIDÉMIES.

DEUXIÈME ÉDITION.

PARIS

CHEZ TOUS LES LIBRAIRES ET ÉDITEURS.

1850

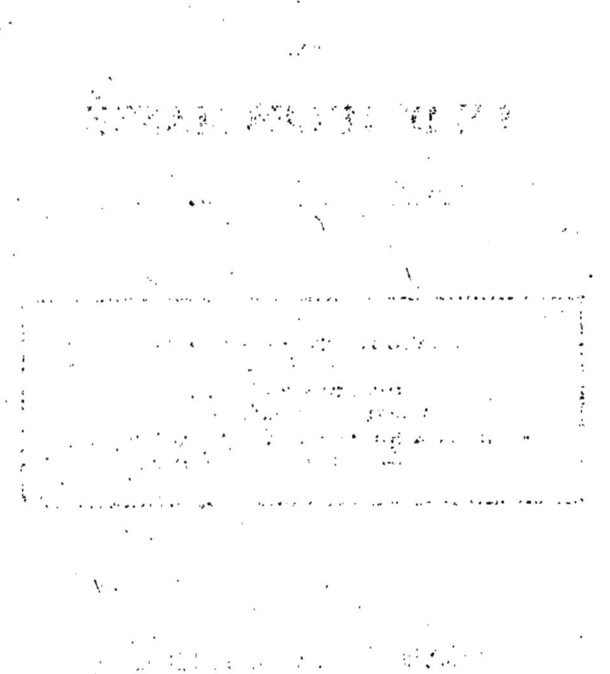

LA SANTÉ DU PEUPLE.

Imprimerie Lange Lévy, 16, rue du Croissant.

PETITE PRÉFACE.

A la première édition de cet opuscule, ce n'était point sans émotion que j'affrontais l'épreuve de la publicité. Mes leçons, — simples causeries, entretiens sans prétentions, — me semblaient devoir attirer bien des quolibets et des critiques ! Mon petit livre, au contraire, ne m'a valu que des encouragements. Depuis le vice-président de la république jusqu'aux braves ouvriers mes élèves ; depuis M. Carlier jusqu'aux journaux de toutes les nuances ; depuis monseigneur l'archevêque de Paris jusqu'aux bons frères des écoles chrétiennes, tout le monde m'a récompensé des plus gracieux compliments ; et puis, je le dis sans orgueil, mais avec une sincère reconnaissance, j'ai reçu les félicitations les plus flatteuses des hommes les plus spécialement dévoués aux classes laborieuses de la société, les duc de Luynes, les Cormenin, les de Melun, les A. Cochin, etc., etc.

Aussi c'est avec calme et confiance que j'offre une nouvelle édition de mon ouvrage.

« *Bienveillance oblige.* » J'ai tâché d'améliorer mon travail; je l'ai revu avec le plus grand soin; j'ai intercalé dans le texte des planches explicatives; enfin, j'ai ajouté six leçons de médecine quotidienne, qui m'ont paru d'une réelle utilité.

Paris, août 1850.

AVANT-PROPOS.

Aux ouvriers... Un peu plus j'allais mettre ces deux mots en vedette avec un gros point d'exclamation; mais je me suis arrêté bien vite. J'aurais eu l'air de faire une proclamation ou une profession de foi politique, et je ne veux rien, dans cet opuscule, qui rappelle la politique de près ou de loin. — Dans un temps où tout le monde parle des affaires du gouvernement, dans un temps où tout le monde discute les choses de l'État, à une époque enfin où chacun s'avance en public avec une opinion à la bouche et une cocarde au chapeau, il m'a paru de bon goût de ne prendre aucune couleur et de m'occuper de tout autre chose que des querelles interminables des partis!

Mon but, mon ambition à moi, c'est d'être utile à la classe ouvrière; mon seul désir, c'est d'être bien accueilli.

J'ai fait aux ouvriers des petits cours d'hygiène populaire, et mon intention n'était pas de les publier; mais un bon nombre de mes auditeurs, désireux d'avoir sous la main et de pouvoir se rappeler à propos les quelques conseils que je leur ai donnés, sont venus me prier d'en faire un livre. — *Ce sera une bonne action*, m'ont dit quelques uns d'entre eux. — Devant une telle prière, après un semblable argument, je ne pouvais que m'incliner et me soumettre.

J'affronte donc l'épreuve terrible de la publicité, et je livre à la critique, dans toute leur simplicité, les petites leçons qui vont suivre.

On n'y trouvera ni phrases pompeuses ni dissertations académiques. Je n'ai reculé ni devant le mot pour rire ni même devant la trivialité.

Je prie mes lecteurs de vouloir bien se mettre, pour me juger, dans une position identique à celle où je me trouvais moi-même.

Ce sont de simples causeries, de petits entretiens sans prétention.

Au reste, je m'attends, — sans en avoir le moindre souci, — aux plaisanteries inévitable que va soulever le sujet de cet opuscule.

Un médecin se permettre de *rimer* des ordonnances ! A-t-on jamais rien vu de plus plaisant ?

Je ne veux point, en guise d'excuse, me couvrir des aphorismes de Salerme.

C'est drôle ! c'est amusant ! Si vous voulez, j'en rirai de bon cœur avec tous ceux qui voudront en rire.

Et si mon livre est assez heureux pour être utile, j'en rirai encore bien plus volontiers.

PREMIÈRE LEÇON.

Sommaire.

Qui je suis. — Mon but. — L'importance de la santé. — La différence des tempéraments. — Le partage de la classe ouvrière. — Les retards imprudents. — Les avis dangereux. — Les conseils à craindre.

§ Ier.

INTRODUCTION.

Mes amis,

Si je vous appelle mes amis, c'est que je suis bien franchement le vôtre; c'est que j'ai l'espérance que, quand vous me connaîtrez un peu, vous deviendrez aussi les miens. Sans doute, bon nombre d'entre vous, vont dresser la tête et me demander qui je suis? Loin de m'en formaliser, je crois urgent de répondre au qui-vive d'une curiosité que je trouve légitime.

Qui je suis?

Un enfant du peuple comme vous tous, fils d'un soldat de l'Empire, lequel, après vingt-et-une campagnes, est mort des suites funestes d'une blessure reçue en combattant pour la gloire de notre commune patrie.

Qui je suis?

Un homme — qui, désireux d'être utile à ses semblables, s'est jeté à corps perdu dans l'étude approfondie de l'art si difficile de soulager et de guérir.

Qui je suis?

Un médecin — qui regarde sa profession comme un véritable sacerdoce, qui fait consister la vocation médicale dans une sorte d'attraction vers tous ceux qui souffrent, qui ont besoin ou qui appellent; et qui — croyez que je puis, à cette déclaration, associer le plus grand nombre de mes confrères, — qui pense bien sincèrement que, quand dans un même moment un riche et un pauvre le réclament, c'est vers le pauvre qu'il doit courir le premier. Lorsqu'une mère a deux enfants malades, c'est vers le plus jeune, vers le plus souffrant, vers le plus chétif qu'elle porte le plus d'anxiété et de sollicitude. La médecine, bien comprise, noblement exercée, doit avoir pour l'humanité tous les sentiments, toutes les qualités d'une bonne mère !

Est-il nécessaire maintenant de faire la part de la modestie et de vous dire que je ne suis professeur dans aucune faculté, médecin dans aucun hôpital? Oui; mais pour vous donner confiance, je dois vous dire aussi que, depuis douze ans, je suis attaché à un praticien d'élite dont la réputation est européenne, et qui, me prenant par la main, a guidé mes pas à travers la route si difficile que j'ai entrepris de parcourir. — Mon désir de vous être utile pourrait à lui seul vous rappeler mon digne maître, et j'estime qu'on peut se présenter à vous sans inquiétude, quand pour défense, on a comme moi son bon vouloir, et pour mot de passe, le nom de M. le PROFESSEUR RÉCAMIER.

Donc, je me suis cru en droit de vous faire un cours d'hygiène, c'est-à-dire de nous indiquer toutes les précautions nécessaires pour conserver le plus longtemps possible une bonne et robuste santé.

Dans la plupart de mes leçons, je procéderai par tableaux, par comparaisons, par images. C'est un moyen mnémotechnique qui sculpte et grave plus facilement dans l'intelligence et qui m'a paru ici d'autant plus nécessaire, que l'hygiène, malgré son importance, est un sujet qui vous est à peu près étranger.

Chose bizarre, tous les jours l'instruction populaire fait des progrès réels : après la lecture, l'écriture et le calcul, qui étaient autrefois le *nec plus ultrà* des études de vos pères, on vous a appelés sur le terrain des sciences exactes; on vous a enseigné l'algèbre, la géométrie et jusqu'à la trigonométrie. On vous a initiés aux grandes leçons de l'histoire; bien plus, on vous a fait entrer dans les bosquets fleuris de la littérature, et Dieu sait si, sous ces bosquets, il ne s'est pas trouvé souvent des pierres et de la boue! Mais bien peu ont pensé à vous enseigner quelque chose de plus positivement pratique. Je ne connais pas de cours qui vous soient spécialement destinés, dans lesquels on vous apprenne le vivre, le mécanisme de l'existence et les moyens de conserver intact le bien si précieux de la anté.

Pourtant, laissez-moi vous le dire, vous le crier bien haut : c'est une belle, c'est une précieuse chose que la santé. Les anciens lui élevaient des temples et l'adoraient comme une divinité. Hygie, ou la statue représentant la santé, était une femme assise sur un trône, déposant sur un autel entouré d'un serpent, symbole de la prudence, une coupe, emblème du remède, ou plutôt du préservatif de la maladie. De nos jours, les poètes seuls chantent et célèbrent la santé, et, tous chrétiens que nous sommes, nous adorons d'autres idoles qui sont loin de nous donner une grande longévité.

L'éloge de la santé ne vous paraîtra pas intéressé dans ma bouche, n'est-ce pas? On va disant partout, avec un ricanement qui a des prétentions à la malice, que si le marchand de foin vit de son fourrage, le médecin vit de la maladie. C'est là une de ces plaisanteries que je relèverai plus tard, — mais à laquelle je crois répondre victorieusement en publiant le petit traité que je vous livre aujourd'hui.

Tous nos ouvrages d'hygiène sont écrits généralement pour les gens de l'art, et parlent de l'hygiène publique bien plus que de l'hygiène privée. — En traitant de l'hygiène privée, ils prescrivent presque tous des choses qui vous sont à peu près impossibles; moi, j'ai voulu faire un cours pour vous et pour vous seuls; j'ai voulu que ce petit traité vous fût exclusivement destiné, et, puisant dans ma tête bien plus que dans les auteurs, j'en ai tiré les petites esquisses que je m'en vais vous présenter.

§ II.

TEMPÉRAMENT ET SANTÉ DU PEUPLE.

Voyez, mes bons amis, que de singularités, que de variétés dans la conformation, dans la constitution humaine! On a pourtant classé les tempéraments en sanguin, bilieux, lymphatiques, nerveux, que sais-je! c'est-à-dire que chez les uns le sang ou la bile semble dominer; chez les autres, ce sont les nerfs ou les tissus blancs. Mais croyez-vous qu'un homme sanguin ressemble identiquement à un autre sanguin? Chaque individu possède, au physique comme au moral, ses qualités et ses défauts, ses *singularités*, si vous aimez mieux : on appelle cela, en terme technique, d'un gros mot qui va vous épouvanter ! — on appelle cela *idiosyncrasie !* On a dit qu'il n'y avait pas dans la nature deux feuilles d'arbres parfaitement identiques; moi, je crois pouvoir vous affirmer, avec tous ceux qui s'occupent journellement de l'étude du corps humain, qu'il n'y a pas deux hommes dans le monde absolument semblables.

Toutefois, s'il y a tant et tant de dissemblances dans les détails, il existe néanmoins des ressemblances générales qui permettent certaines classifications.

La profession que j'exerce me met en relation avec toutes les classes de la société; eh bien ! je me crois assez observateur pour énoncer ici une règle à peu près générale, c'est que la santé de la classe ouvrière est de beaucoup plus résistante et plus belle que celle des riches les plus enviés.

Aussi, quand le démon de l'envie vous montre de son doigt crochu, — soit un brillant équipage qui vous éclabousse, soit un appartement somptueux qui vous éblouit, jetez un coup d'œil sur votre robuste carrure, puis sur la malingre apparence des prétendus heureux que vous jalousez, et voyez de quel côté est la force et la résistance physique?

Comparez vos enfants, ces petits chérubins barbouillés, aux joues rondes et roses, au corps ferme et déjà aguerri à tous les vents; comparez-les à ces enfants blêmes et étiolés, calfeutrés de flanelle et couverts de dentelles, qui s'enrhument pour une porte ouverte, et qui se débattent dans les bras d'une nourrice étrangère, et demandez-vous de quel côté est la meilleure santé? — A qui d'ailleurs va-t-on demander des nourrices?

Après cela, prenez la balance du bonheur, Mettez dans un plateau la richesse la plus monstrueuse, ne mettez dans l'autre que la bonne santé dont vous jouissez pour la plupart, et dites-moi quel est le plateau qui l'emportera.

Pour moi, quand, été comme hiver, je vous vois, dès le petit jour, vous en aller au travail, avec votre bourgeron sur le dos, votre pipe à la bouche et votre gros pain sous le bras, une chose me frappe, c'est votre santé robuste! Or, la santé pour vous c'est la fortune; la santé c'est le soutien de votre famille; la santé c'est le bon rire pendant le travail et la causerie au coin du foyer. Il y a cela d'excellent encore, c'est qu'elle ne sera jamais grevée de la moindre imposition.

§ III.

DANGER DES COMMÈRES ET DES CHARLATANS.

Si la santé est pour tout le monde en général, et pour vous en particulier, un trésor si précieux, un bien d'une si grande importance, il est urgent de la ménager et de la défendre. C'est ce que je chercherai à vous apprendre dans ces petits entretiens.

N'allez pas croire au moins que je veuille faire de vous des médecins! Il n'est rien de plus complexe que l'art de soigner et de guérir ses semblables; or, il est une médecine de contrebande, contre laquelle je me crois obligé de vous prévenir, en vous en analysant les dangers.

Tout d'abord, je dois vous dire, que vous attendez souvent trop longtemps avant d'aller prendre conseil, quand votre santé est en péril, et si je vous fais cette réflexion, ne pensez pas que je veuille débattre ici une question de corporation ou de commerce, vous savez fort bien qu'il est bien peu de médecins qui fassent de leur état un sordide métier, et toutes les fois que vous avez été trouver mes confrères, vous avez pu vous convaincre qu'heureux et fiers de vous être utiles, ils n'ont pas demandé autre chose.

Naguère encore, quand le choléra s'abattit sur la France, vous avez pu juger de tout le dévouement des médecins; vous vous rappelez cette épreuve terrible et le lugubre fléau frappant et décimant plus particulièrement vos quartiers; eh bien, je vous le proteste en parfaite connaissance de cause, un grand nombre des ouvriers qui ont été victimes de l'épidémie cholérique y ont succombé par incurie et par imprudence. Je m'explique. Dans l'épidémie de 1849, le choléra s'annonçait presque toujours par la *cholérine*, et cette cholérine, facilement guérissable, une fois guérie, garantissait en quelque sorte du fléau. Malheureusement par l'ignorance de cette particularité, par insouciance ou par bravade, imbus de ce préjugé ridicule qu'il faut se secouer quand on est malade, les ouvriers n'envoyaient chercher un médecin que lorsque le choléra, tout-à-fait confirmé, avait des résultats si promptement funestes!

Or, ce qui s'est passé dans le choléra se répète en petit, bien entendu, dans la plupart des maladies qui vous assaillent. Votre ignorance personnelle, celle de vos voisins, de vos voisines surtout, préside d'ordinaire aux premières médications.

Vous rentrez chez vous pâle, traînant les jambes ou tremblant de fièvre.

— Tiens, vous êtes souffrant, monsieur un tel?

— Oui; je ne suis pas à mon aise.

— Faut faire ceci, — faut faire cela, — ça vous guérira, c'est bien sûr, — c'est un remède souverain!

Et vous, tout bonnement, vous vous soumettez; vous ne vous en trouvez souvent que plus mal. Alors les commères, les curieux, les bavards, tout le monde s'assemble et vous donne son avis.

— Le médecin m'a fait faire cela, j'étais tout comme vous, et ça m'a fait bien du bien.

— Moi, le pharmacien m'a donné l'autre jour une drogue dans une bouteille, j'ai été soulagé tout de suite, il m'en reste encore un peu, je vais vous le chercher.

Et vous avalez et vous obéissez sans seulement savoir si votre situation est la même, sans songer qu'eu égard à la différence des tempéraments et des complications, le médecin lui-même ordonne des remèdes bien différents pour la même maladie.

Mes amis, mettez-vous bien dans la tête que la médecine de commère fait chaque année plus de victimes que les épidémies les plus meurtrières.

A chacun son métier, n'est-il pas vrai? A vous qui êtes cordonnier, par exemple, je ne puis pas demander de me faire un habit.

Écoutez bien cette comparaison : Il existe, dans la navigation de certains fleuves, des endroits difficiles et dangereux; à ces passages, l'autorité locale prépose d'ordinaire des pilotes du pays qui connaissent parfaitement la rivière, et qui, moyennant redevance, dirigent tous les bâtiments et préviennent toutes les catastrophes. Que diriez-vous du marinier imprudent qui, tout glorieux de savoir manier sa rame, se fondant sur les conseils des hâbleurs, et croyant *savoir*, parce qu'il a vu passer quelques bateaux, refuserait les secours de l'expérience qui lui est offerte? Mal lui en prendrait, soyez-en sûrs, comme mal il advient à ceux qui veulent faire de la médecine sans l'avoir jamais apprise.

Il est encore un écueil que je veux vous montrer du doigt en vous recommandant de l'éviter.

Voyez-vous là-bas ces grandes affiches qui vous appellent à des consultations gratuites, et qui vous garantissent guérison; apercevez-vous à la quatrième page des journaux les noms de ces miraculeux guérisseurs qui se présentent armés de certificats controuvés et s'écrivent des petites lettres de reconnaissance qu'ils ont bien soin de faire imprimer? Oh! craignez de semblables conseillers, je vous en conjure.

La société a ses côtés hideux, chaque ville a ses égouts, chaque profession a sa plaie. Le charlatanisme est la plaie de la médecine, il est souvent le malheur et la perte de ceux qui vont le consulter.

Certainement, vous ne confieriez pas vos petites épargnes aux premiers saltimbanques venus, et votre santé, votre vie même, la santé ou la vie de votre famille, ce que vous avez de plus cher au monde en un mot, vous iriez le confier à des jongleurs impudents qui couvrent d'un vernis scientifique leur ignorance et leur vénalité !

Je termine.

Afin que ces petits préceptes soient plus facilement retenus, j'ai résolu de résumer toutes mes leçons en quatre vers ou plutôt en quatre bouts rimés. Vous comprenez que je ne rechercherai ni la poésie ni la grâce du style ; je rimaillerai pour aider un peu votre mémoire, voilà tout.

Voici le quatrain d'aujourd'hui :

Craignez les charlatans, l'espèce en est commune !
Fuyez les sots avis, ils ne guérissent rien.
Songez que la santé pour vous c'est la fortune,
Et qu'on est riche assez quand on se porte bien.

PREMIÈRE PARTIE.

QUELQUES

NOTIONS INDISPENSABLES D'ANATOMIE

ET DE PHYSIOLOGIE.

DEUXIÈME LEÇON.

Sommaire.

Il est urgent de connaître les rouages d'une machine pour en bien régler le mouvement. — Les fortifications du corps humain. — La peau. — Le rôle de l'épiderme. — Les cheveux. — Les cils. — Les ongles. — Le cerveau et ses cinq ministres. — Le daguerréotype intellectuel. — Le télégraphe de la volonté. — La notion d'une pomme.

Mes bons amis,

Avant de commencer nos leçons d'hygiène, j'ai pensé qu'il était bon de consacrer quelques chapitres à vous donner, sur l'anatomie et la physiologie, des notions qui sont indispensables à tous ! L'anatomie, c'est la connaissance de la structure humaine ; la physiologie, c'est la science de la vie. L'homme, qui apprend tant de choses ici-bas, doit apprendre à se connaître et savoir quelque chose du mécanisme admirable de sa merveilleuse existence. Cela est si naturel que celui qui s'ignore complètement, a, pour cette igno-

ignorance, je ne sais quelle honte instinctive et qu'il fait semblant de savoir. Vous ririez tous les premiers d'un homme qui croirait son cœur dans son ventre ou qui placerait son estomac dans les poumons; de plus, dès que vous voyez quelqu'un malade vous vous faites tous un peu médecins, et vous lui expliquez tous ses malaises *à votre manière*. Si vous aviez sur votre structure, si vous aviez sur la digestion, sur la circulation et sur tous les grands actes physiologiques quelques notions élémentaires, vous redresseriez bien des explications burlesques et surtout vous rejetteriez tous les conseils de commérage dont je vous parlais l'autre jour, qui sont le désespoir de la médecine intelligente et logiquement exercée.

Notez encore que ces notions d'anatomie et de physiologie vous prépareront, on ne peut mieux, aux conseils d'hygiène que j'aborderai un peu plus tard. Car il n'est point sans utilité de bien connaître les différents rouages d'une machine pour en régler le jeu et pour en diriger le mouvement.

Je n'ai point l'ambition de faire de vous des savants émérites. Pourvu que vous parveniez à vous comprendre un peu vous-mêmes, c'est le seul point qui me paraisse essentiel, c'est le but auquel je désire arriver.

Je n'entreprendrai même pas de faire de vous des anatomistes ni des physiologistes ordinaires, — ce serait pourtant une belle et agréable mission, et je serais bien certain de vous intéresser en vous initiant à toutes les merveilles de notre structure, à toutes les curieuses particularités qui constituent la vie proprement dite.

Mais je veux être bref, et je veux être seulement compris dans mes conseils hygiéniques. Je ne vous dirai de l'anatomie et de la physiologie que le plus strict nécessaire.

Maintenant, par quelle fonction, par quelle région vais-je commencer?

Il y a quelque seize ans, au sortir de mes études universitaires, mon père me mit quelques louis dans ma poche, m'adjoignit à des amis bien assortis, et, le sac sur le dos, l'album sous le bras, nous entreprîmes ensemble des petits voyages dont je me souviendrai toujours. Nous visitâmes la Suisse, la Savoie, une portion de l'Italie. Rentrés en France nous parcourûmes toute la Bretagne, et je le dis avec un petit sentiment d'orgueil national, c'est en Bretagne que nous trouvâmes les choses les plus curieuses, les plus intéressantes, les plus pittoresques. Donc, nous voyagions en artistes, et, dès qu'un monument nous apparaissait avec le cachet si recherché de l'extraordinaire, chacun de nous tirait son album, et de petits croquis faits à la hâte nous en assuraient le souvenir. Ainsi, quand nous arrivions près de ces vieux châteaux du moyen-âge qui se dressent encore si majestueux, malgré leurs pans de murailles en ruine, avec leur antique architecture, ce que nous en admirions tout d'abord, c'étaient leurs fortifications, leurs murs, leurs créneaux et leurs ponts-levis, en un mot, tout ce que les monuments avaient d'extérieur.

Nous en agirons de même pour le sujet qui nous occupe; nous examinerons aujourd'hui l'homme extérieur, et je ne m'occuperai dans cette séance que de ce que j'appellerais volontiers les *fortifications du corps humain*.

L'homme, être éminemment sensible et nerveux, est en rapport, sur cette terre, avec mille choses étrangères dont il pourrait avoir beaucoup à souffrir : ce sont des corps durs qui le frappent, mille variations dans la température qui l'entoure ; et puis la pluie, le vent, le soleil, la poussière, que sais-je ! Or, j'espère vous intéresser en vous montrant comment le Créateur nous a mis en mesure de supporter tous ces chocs et toutes ces tempêtes.

§ I. *La peau.*

Sur toute la surface du corps se trouve étendue une merveilleuse enveloppe qu'on appelle la peau. La peau est chargée de fonctions spéciales, mais surtout elle sert d'intermédiaire entre tous les objets extérieurs et nous. Eh bien ! vous n'y avez jamais réfléchi, mais elle est admirable dans sa structure : c'est à la peau que viennent aboutir tous les filets nerveux dont les branches principales communiquent avec le cerveau. Tous ces petits filets, en arrivant à la surface, s'y épanouissent en champignons, et ils forment un réseau si serré, que la pointe d'une épingle ne trouve pas un seul endroit où elle puisse entrer sans se faire sentir.

Par dessus cette peau sensible, le sublime architecte de la création a étendu une autre peau ténue, absolument insensible, qui amortit toutes les sensations de la première; c'est ce qu'on appelle l'épiderme. L'épiderme est si parfaitement insensible, que dans les régions où il a un peu d'épaisseur, dans la main par exemple, on peut le couper sans rien sentir. L'épiderme, répandu sur toute la surface du corps avec une prodigalité prévoyante, entre dans tous les plis et replis, de façon à pouvoir se prêter à tous les mouvements du feuillet élastique et mobile qui se trouve au-dessous de lui.

Ce n'est pas tout: dans les régions du corps qui sont exposées à plus de contacts, l'épiderme s'épaissit pour devenir plus préservateur. Ainsi dans la paume des mains, comme je vous le disais tout à l'heure, ainsi à la plante des pieds qui sont destinés à des chocs si multipliés, il est épais à couper au couteau.

Ce n'est pas tout encore : l'épiderme, dans certaines régions , change de caractère pour devenir une défense plus spéciale : sur la tête, il devient cheveux; au bord des paupières, il devient cil; au bout des doigts, il devient ongle.

C'est peut-être trancher d'autorité une question fort controversée, que d'appeler toutes ces choses épiderme, mais je ne puis entrer dans tous les détails de texture, de structure qui n'auraient pour vous aucun intérêt.

Ce qu'il y a de certain, c'est que toutes ces choses sont insensibles : coupez vos cheveux, coupez vos cils, coupez vos ongles avec des ciseaux, vous ne sentirez aucune douleur. Mais ce qu'il y a de certain surtout, c'est que toutes ces choses ont un but préservateur ; ils doivent donc rentrer à ce titre dans le petit chapitre de nos fortifications.

§ II. *Des annexes de la peau.*

Et d'abord les *cheveux*. Nous mettons les questions de beauté de côté. Je ne vous dirai donc pas la noblesse que les cheveux donnent à la tête, mais je soutiens qu'ils ont été mis sur le crâne comme moyen préservateur. Le cerveau, mes bons amis, vous le savez tous sans qu'on vous l'ait jamais enseigné, est un des organes les plus importants de toute l'économie humaine. Aussi, voyez comme il est fortifié, comme il est mis à l'abri ! Il y est renfermé dans une boîte osseuse des plus dures; par dessus cette boîte osseuse, la peau devient si compacte, si dense, qu'en anatomie, on l'appelle *cuir chevelu*, et enfin, cette peau est plantée d'une forêt épaisse qui va toujours se renouvelant, prévient tous les chocs, et qui, parapluie, parasol naturels, nous permet d'affronter le soleil, la neige et la pluie.

Les *cils.* Vous savez tous de quelle importance sont vos yeux. Je vous en ferais ouvrir de bien grands si j'entrais dans les détails de leur structure. Or, les yeux, exposés à tous les vents, sont éminemment délicats et sensibles. Qu'a fait le Créateur? Il les a recouverts de deux voiles mobiles tous prêts à les garer, à les couvrir: ce sont les paupières. Mais quand nous avons besoin d'y voir, nous ne pouvons fermer les yeux; alors nous les clignons; dans cette situation, les cils, qui sont plantés aux bords des paupières, s'abaissent, forment en quelque sorte un petit grillage auquel s'arrêtent les ordures et la poussière emportés par les vents.

Il y a plus, nos cils tamisent en quelque sorte la lumière et l'empêchent d'arriver, trop ardente et trop vive, sur le globe de l'œil qu'elle pourrait irriter.

Enfin, les *ongles*. C'est une admirable machine que la main de l'homme; si admirable, que nos classificateurs scientifiques ont voulu en faire la première supériorité de l'espèce humaine sur le reste des animaux ! De là la classe des *bimanes,* c'est-à-dire des animaux à deux mains, qui range l'homme, dans le cadre de l'animalité, à côté des singes, qui sont *quadrumanes,* — c'est-à-dire qu'ils ont deux mains de plus que nous. Je ne veux point discuter ici cette classification, mais je veux appeler votre attention sur ces doigts qui font tant et de si délicats travaux. — De quelle sensibilité ne sont-ils pas doués? C'est au point que les aveugles s'en servent pour tout reconnaître, et acquièrent une délicatesse de tact qui passe l'imagination. Eh bien ! croyez-vous que la main serait complète si nous n'avions pas au bout de chaque doigt un ongle destiné à en garantir et à en soutenir la pulpe ? Cela n'a l'air de rien, et c'est pourtant d'une grande importance. — Aussi, que l'un de vos ongles vienne à tomber, le doigt qui a éprouvé ce malheur devient maladroit et ridiculement sensible !

§ III. *Généralités sur la structure humaine.*

Les fortifications une fois bien examinées, bien comprises, nous pouvons maintenant entrer dans le palais lui-même.

Si je n'avais d'autre but que celui de piquer votre curiosité, je serais bien sûr de vous intéresser vivement en étudiant en détail l'admirable architecture de notre corps.

Je vous montrerais derrière la peau, cette matière poreuse et douce que vous appelez la graisse, que la science appelle tissu cellulaire.

Nous étudierions les muscles, ce que vous appelez la viande; nous en étudierions les formes et les fonctions, et je vous les ferais admirer dans toutes leurs attaches.

Enfin, nous arriverions à cette magique charpente osseuse que l'on appelle le squelette, charpente si remarquable par sa construction et par sa légèreté, si étonnante dans ses articulations nombreuses, mobiles et résistantes pourtant, articulations aidées dans tous leurs mouvemens par une huile naturelle qu'on appelle synovie !

Mais il faut savoir se restreindre, afin d'arriver bien vite aux conseils pratiques que je vous ai annoncés.

C'est à peine si j'ai le temps de vous faire remarquer le cerveau, centre cérébral, présidant à toutes nos fonctions et gouvernant la vie entière, aidé de cinq ministres que l'on appelle la vue, l'ouïe, le goût, l'odorat et le toucher.

Voyez-vous, nos plus belles inventions modernes sont des puérilités à côté des miracles physiologiques de la vie humaine.

On a décoré, on a fait une pension à l'inventeur du daguerréotype : on a bien fait; car si jamais vous avez vu fonctionner cet ingénieux instrument, sans aucun doute vous êtes demeurés stupéfaits devant les images qu'il reproduit avec tant de fidélité et de promptitude.

Mes amis, nous avons dans notre cerveau un daguerréotype intellectuel bien autrement extraordinaire. Je vous regarde, vous à droite, vous à gauche, vous là-bas, et soudain vos différents portraits, sans se mêler, sans se confondre, se gravent dans ma tête; ils s'y gravent si bien que je les emporte dans mon souvenir, et si l'un de ces jours je rencontre l'un de vous, je le reconnaîtrai, j'en suis certain !

On vante beaucoup, et vous avez bien sûr entendu parler des merveilles du télégraphe électrique ; — mais n'avez-vous pas, dans chacun de vos filets nerveux, un télégraphe bien autrement expéditif ? — Vous voulez prendre un livre, un instrument, un habit, et instantanément votre main se lève et saisit l'objet que votre volonté demande ; — l'idée de marcher se formule, immédiatement vos jambes averties se mettent en mouvement et vous transportent d'un lieu dans un autre.

On vous parle souvent des prodiges de la chimie, de ses décompositions et de ses recompositions. Sans m'arrêter au miracle incessant de la *sanguification* dont j'aurai l'occasion de vous parler bientôt, permettez-moi d'appeler votre attention sur les décompositions et les recompositions de l'organe intelligent de la pensée. — Vous apercevez une pomme, par exemple, et, d'un seul coup, vous la reconnaissez, vous la nommez s'il est besoin. Eh bien ! réfléchissez à toutes les notions qu'il s'agit d'avoir pour reconnaître et nommer le fruit en question; — vous le reconnaissez à sa couleur, à son odeur, à sa configuration, à son goût. Chacune de ces notions, pour arriver au cerveau, entre par une porte différente: par la vue, passe la couleur; par l'odorat, passe l'odeur; par le toucher, passe la configuration; par la bouche, passe le goût, et toutes ces notions, arrivées ensemble à l'intelligence, se recomposent instantanément pour former une notion unique: la pomme.

Non, je n'en finirais pas si je voulais vous énumérer tout ce qu'il y a d'admirable dans la nature humaine! Vous pouvez bien m'en croire sur parole : chacun de vous est un petit assemblage de merveilles; scientifiquement, chacun de vous est un petit prodige.—Si vous aviez chez vous un chef-d'œuvre de l'art des hommes, vous en auriez un soin d'amateur; —point de poussière, point de frottements qui le puissent compromettre. Eh bien, ce doit être là la morale de notre entretien : vous êtes plus qu'un des chefs-d'œuvre de l'art humain, vous êtes le chef-d'œuvre de la divinité. De grâce, tenez-le proprement, ce chef-d'œuvre, ne le compromettez ni par des excès ni par une incurie répréhensible. Comprenez toute votre valeur, et vous aurez du respect pour vous-mêmes : respect physique, respect moral, c'est à cette conclusion que je voulais arriver.

Si l'homme étudiait sa sublime nature,
S'il songeait plus souvent à sa noble structure,
Sage, fier de lui-même, heureux de sa grandeur,
Il resterait toujours digne de sa valeur.

TROISIÈME LEÇON.

Sommaire.

Digestion.— Le tube digestif.— Les dents. — La langue.— Les piliers du voile du palais. — La luette. — Le pharynx. — L'estomac, sa forme et sa place· — Il faut manger pour vivre.— L'appétit.— L'histoire d'un morceau de pain.— Le petit gendarme. — On ne passe pas. — Complet! — La transformation en chyme, en chyle, en sang.

Mes bons amis,

La dernière fois, je vous ai parlé de la peau et de sa structure; vous verrez plus tard que cette connaissance nous amènera à certains conseils dont vous saisirez l'importance.

Aujourd'hui nous examinerons la partie supérieure du tube digestif et je chercherai à vous faire comprendre le grand acte de la digestion.

ARTICLE PREMIER. — *Tube digestif.*

Le tube digestif, vous le savez tous, s'ouvre par une ouverture horizontale que l'on appelle bouche, ouverture fermée par deux portes mobiles que l'on nomme lèvres. Je vous ai parlé de la peau externe, mais je ne vous ai rien dit de la peau interne qui tapisse tous nos organes; peau toujours humide et que l'on appelle ***muqueuse***; c'est aux lèvres que se fait la réunion apparente de ces deux espèces de peau; tout ce qu'il y a de rose et de coloré appartient à la muqueuse et se trouve revêtu d'une sensibilité particulière.

Immédiatement après cette première ouverture, le tube digestif s'élargit pour former la cavité qu'on appelle bouche, qui se rétrécit doucement en entonnoir pour constituer l'arrière-bouche, ce que vous appelez improprement le gosier. Certes, il y a là, dans la cavité buccale, bien des détails dignes de fixer notre attention et qui méritent au moins une minutieuse nomenclature.

Nos trente-deux dents d'abord, plantées sur les mâchoires et rangées en bataille. — Les dents sont de trois espèces différentes : les dents de devant, qui coupent comme des ciseaux, sont appelées *incisives;* de chaque côté des incisives, des dents pointues et destinées à accrocher les aliments s'appellent *canines;* enfin, vient la rangée formidable des *molaires*, espèce de petites meules qui roulent les unes sur les autres pour broyer les aliments.

Derrière les dents, et remplissant une parpartie de la cavité buccale, se trouve un organe tout musculaire, doué de mouvements extraordinaires et qu'on appelle la langue. La *langue*, qui sert à formuler la parole, mais qui, pour manger, est d'un si grand secours, que les malheureux qui ont la langue ou coupée ou paralysée, ne peuvent plus manger, c'est-à-dire qu'ils ne peuvent se nourrir qu'avec des aliments liquides.

Je ne vous parle pas de la voûte du palais, où réside une partie des nerfs spécialement chargés de la fonction du goût. Mais dans l'entonnoir digestif, dans la gorge, se trouvent trois choses qu'il m'importe de vous signaler.

De chaque côté, sont deux membranes mobiles qu'on appelle les *piliers du voile du palais*. Derrière ces piliers sont deux glandes énormes qu'on appelle *amygdales*, et qui ne sont autre chose que deux grosses glandes qui sécrètent un liquide analogue à la salive; enfin, en faction sur l'ouverture, est une petite languette mobile qu'on appelle la *luette*, et dont je vous dirai le rôle tout à l'heure.

Après s'être rétréci en entonnoir, l'organe digestif se rétrécit en tube cylindrique, et la première partie de ce tube s'appelle *pharynx*. Le *pharynx* passe derrière un autre tube, — le tube aérien, et s'accole à un cartilage qui renferme les cordes vocales, chargées de moduler la voix.

Il passe derrière lui, faites-y bien attention, et n'allez pas vous imaginer que ce que vous sentez là, à l'extérieur, cette grosseur plus prononcée chez l'homme que chez la femme, et qu'on appelle vulgairement *pomme d'Adam*, est le passage des matières alimentaires !

Après le pharynx, jusqu'à l'estomac, est un tuyau uniforme que l'on appelle *œsophage;* et enfin vient l'estomac, qui mérite une description minutieuse.

Que tous les noms scientifiques des diffé-

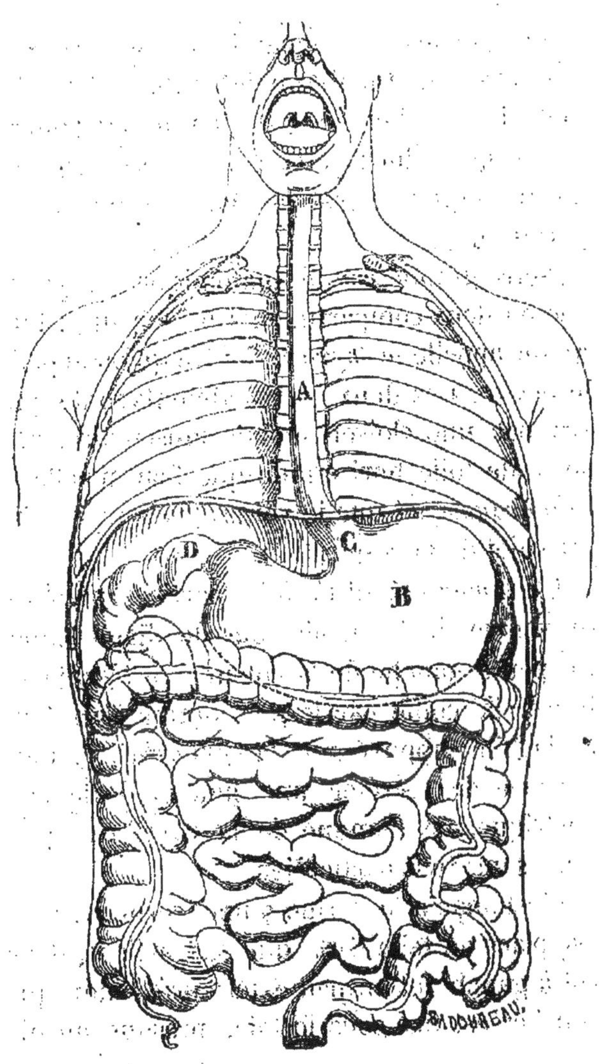

A œsophage.
B estomac.
C cardia.
D pylore.

rentes parties de l'appareil digestif ne vous effraient pas, et n'allez point embrouiller votre mémoire en cherchant à les retenir; pourvu que vous sachiez et la place et la forme de chaque organe, c'est la chose vraiment importante.

Notre grande cavité anatomique est partagée en deux compartiments principaux : l'un qu'on appelle le *thorax*, l'autre qu'on appelle le *ventre*. Ces deux compartiments sont séparés par une cloison mobile musculaire, une sorte de toile horizontale que l'on appelle le *diaphragme*, et que je vous rappellerai encore au sujet de la respiration.

L'*estomac* est situé à la partie supérieure du ventre, juste au-dessous du diaphragme, un peu à gauche de la colonne vertébrale; — il est là coiffé par le *foie*, organe sécréteur de la bile; appuyé sur le *pancréas*, glande chargée de sécréter une liqueur également gastrique, et flanqué de la *rate*, réservoir d'un sang tout particulier.

L'estomac a la forme d'une cornemuse et est placé de telle sorte que sa partie ventrue est à gauche et un peu extérieure, tandis que son bec est fixé sous le foie, presque au niveau de la colonne vertébrale ; l'entrée supérieure de l'estomac est un anneau assez flasque qu'on nomme *cardia* ; la sortie est un anneau beaucoup plus résistant que l'on appelle *pylore*. Ce dernier anneau se gonfle souvent, quelquefois même devient cancéreux ; voilà pourquoi, quand vous rencontrez des gens qui digèrent mal, vous entendez tout de suite un ignorant vous dire : « Il a mal à son pylore. » Il y a fort heureusement dans cette explication une erreur que je relève, car les maladies du pylore, fort dangereuses, sont bien loin d'être aussi communes qu'on le dit généralement.

ARTICLE II. — *Digestion.*

Mes bons amis, c'est une fonction bien admirable que celle de la digestion ; c'est une fonction tout animale, soit ; mais de même que la pensée est la principale fonction intellectuelle, la digestion est la base, le pivot sur lequel tournent toutes les autres fonctions du corps. On a dit : « Il ne faut pas vivre pour manger, mais *il faut manger pour vivre.* »

Et d'abord, à cette fonction importante, à ce besoin de tous les jours, la maternelle providence a daigné attacher l'attrait du plaisir. — Cet attrait, caressé, arrivé à la passion, devient gourmandise; mais cet attrait, noblement senti et sagement apprécié, constitue l'appétit.

Nous voilà donc pourvus de l'appétit, de cette disposition qui fait que l'idée seule de manger fait déjà sécréter les glandes salivaires, nous met l'eau à la bouche, comme on dit communément. L'aliment préparé est là devant nous; allons-nous donc le saisir avec nos lèvres, et, comme tous les autres animaux, baisser bestialement cette tête intelligente et ce front qui s'élève si majestueusement vers les cieux? Non; le Créateur nous a donné cet instrument habile dont je vous parlais l'autre jour, la main. La main saisit l'aliment préparé, et après l'avoir partagé en morceaux, elle le porte noblement à nos lèvres.

Arrivé sur les lèvres, l'aliment y subit déjà le premier contrôle du goût, mais c'est un contrôle rapide.

Le voilà dans la cavité buccale. Là surtout

il est goûté par la langue et le palais, et s'il est jugé digne et bon, la mastication commence : les dents canines l'accrochent, les dents incisives le coupent et les molaires le broient à mesure que les glandes salivaires l'imprègnent d'un suc qui le prédispose à la grande transformation digestive.

La langue, qui se tourne et se retourne comme un petit serpent, le pousse incessamment sous les dents, le recherche dans les moindres recoins, le rassemble, puis le dissémine, jusqu'à ce qu'enfin la mastication étant accomplie, la langue s'aplatit, élève sa pointe et forme un plan incliné sur lequel la pression du palais force l'aliment de dégringoler et de descendre.

Il arrive à l'arrière-gorge, à cet isthme bordé par les piliers du voile du palais et gardé par la luette. Avant de laisser passer, la luette, comme un bon petit gendarme, demande si le goût a signé le passeport. Si l'aliment n'est point en règle, la luette donne l'alarme, le gosier se contracte, les deux piliers palatins se rapprochent comme deux rideaux : la porte est fermée. *On ne passe pas !* Non seulement on ne passe pas, mais l'aliment est rejeté spasmodiquement comme par un ressort. Si au contraire le passeport est en règle, la luette se relève, les deux piliers s'écartent, les amygdales, pour que le passage de l'aliment se fasse sans douleur, l'imprègnent du suc qui leur est propre, l'épiglotte ferme bien vite le conduit aérien, et l'aliment, pressé par le pharynx et l'œsophage, franchit le cardia et arrive dans la cavité stomacale.

C'est là l'histoire d'un seul morceau ; bon nombre se suivent de la même manière et s'entassent jusqu'à ce que la satiété se fasse entendre et crie, comme un conducteur d'omnibus : *Complet!* Alors le grand œuvre de la digestion commence ; toutes les forces vitales accourent vers l'estomac pour lui porter aide et assistance, la chaleur interne s'y concentre pour lui servir de secours : c'est ce qui fait qu'après avoir mangé on éprouve un peu de refroidissement aux extrémités, ce qu'on appelle le *frisson digestif.*

L'estomac se contracte et pressure les aliments de telle sorte que tout ce que l'on a mangé devient liquide, et, par une sorte de transformation chimique, pain, viande, fruits, légumes, tout est ramené à une substance unique que l'on nomme *chyme*, qui, se formant de la surface au centre, passe par le pylore, au fur et à mesure de sa transformation.

Tenez, quand vous pressez dans vos mains, préalablement humectées, un morceau solide de savon, toute la surface se liquéfie et la solution savonneuse s'échappe pendant la pression par toutes les ouvertures qu'elle peut trouver. Eh bien! dans les mouvements de l'estomac, le *chyme* ne trouve qu'une ouverture, c'est le pylore; le cardia, c'est-à-dire la porte supérieure, est hermétiquement fermé. Dès-lors tout le chyme passe par le pilore et pénètre dans l'intestin, il y rencontre la bile qui le change en *chyle;* puis ce chyle est pompé par les vaisseaux chylifères qui le portent dans un organe, où il est transformé en sang.

J'ai fini; car je ne veux point m'arrêter à vous énoncer les différents systèmes émis pour expliquer la digestion : les uns ont prétendu que c'était une simple coction, les autres une véritable fermentation, une opéra tion toute chimique, etc.; mais toutes explications sont incomplètes et fautives par quelques points.

En terminant, je me sens ramené à la grande vérité que je vous exposais l'autre jour, c'est que l'étude de l'homme imprègne le cœur d'admiration et de respect pour le divin architecte qui a voulu en faire son chef-d'œuvre.

Aussi, voici quelle sera ma conclusion :

Expliquez-moi comment notre estomac digère,
Et trouvez-moi le sang dans un morceau de pain,
Ou sinon, — chapeau bas ! car ce petit mystère
Montre le doigt de Dieu sur tout le genre humain !

QUATRIÈME LEÇON.

Sommaire.

Circulation et respiration. — La pompe à feu. — Le cœur droit et le cœur gauche. — Premier étage et rez-de-chaussée de chacun de ces appartements. — Les portes des artères. — Les artères et les veines. — Le thorax, sa ressemblance avec un soufflet. — Le larynx et son épiglotte. — La pomme d'Adam. — La trachée-artère. — Les bronches et les poumons. — La machine en mouvement. — Le sang noir et le sang rouge. — Leur transformation. — Le filtrage de l'eau bonne à boire. — L'asphyxie et son mécanisme.

Mes chers amis,

Avant de commencer, je vais vous proposer une promenade.

Je voudrais visiter avec vous la pompe à feu qui fournit l'eau aux principaux quartiers de la ville.

Vous avez probablement déjà vu plus d'une

fois des pompes analogues. Je n'ai donc pas besoin de vous en expliquer minutieusement le mécanisme, mais je veux appeler votre attention sur le corps même de la pompe, sur les énormes tuyaux, sur les pistons qui y aspirent l'eau de la rivière et sur les autres pistons qui la refoulent dans de gros conduits placés à droite et à gauche.

Maintenant, suivons l'un de ces conduits et voyons ce que l'eau va devenir. Le conduit passe sous le quai, puis se divisant, se subdivisant, il suit toutes les rues principales à quelques pieds au-dessous du sol, et aboutit enfin à de nombreuses fontaines.

L'eau pompée à la rivière arrive ainsi à de nombreux robinets extérieurs, qui la distribuent de distance en distance. Là viennent, avec des seaux, avec des cruches, tous les habitants qui ne veulent pas prendre le porteur d'eau pour intermédiaire, et, leur provision faite, ils rentrent chez eux. Alors chacun emploie cette eau à différents usages ; on cuit des légumes, on met le pot-au-feu, on lave le linge ou les assiettes.

Plus tard, l'eau sale, les résidus de cuisine sont jetés dans ce qu'on appelle des plombs, espèces de bouches toujours béantes qui sont les ouvertures de conduits particuliers ; ces conduits descendent le long des maisons et vont porter les eaux sales dans le ruisseau; du ruisseau ces eaux tombent dans des égouts, des égouts elles retournent à la rivière où manœuvre notre pompe à feu.

Aussi vous comprenez que cette eau de rivière ait besoin d'un assainissement, d'une préparation particulière; c'est pourquoi nombre de gens la font *filtrer*. —Or, si le filtrage de l'eau se faisait en grand, dans un établissement adjacent à la pompe et avant d'être ainsi envoyée à nos fontaines, vous auriez la représentation exacte de ce qui se passe dans les deux fonctions si essentielles de la circulation et de la respiration.

Vous le comprendrez tout à l'heure.

Nous allons suivre encore aujourd'hui la marche que j'ai prise dans la leçon précédente, c'est-à-dire que je diviserai en deux paragraphes les renseignements que je crois bon de vous donner. Dans le premier, je vous décrirai *grosso modo* les organes qui servent à la circulation de la respiration. Dans le second, je vous en expliquerai le mécanisme.

Le premier article traitera de l'anatomie; le second vous donnera quelques vues générales sur la physiologie des deux fonctions qui nous occupent.

ARTICLE PREMIER. — *Organes de la circulation et de la respiration.*

1° Les organes de la circulation sont : le cœur, les artères et les veines.

2° Les organes de la respiration sont le *thorax*, la trachée-artère, les bronches et les poumons. — Un mot sur chacune de ces diverses parties.

I

Le cœur. — Je m'en vais bien vous étonner, car vous vous imaginez tous n'avoir qu'un cœur; eh bien! vous en avez deux; deux réunis en un seul, il est vrai; mais deux cœurs si parfaitement distincts que, si le cœur droit communiquait avec votre cœur gauche, vous pourriez mourir à l'instant.

Le cœur est un gros muscle, de forme conique, placé dans une poche séreuse qui lui est spécialement réservée, à la partie inférieure de la cavité thoracique, un peu à gauche, à la région qui se trouve au-dessous du sein gauche.

Peut-être, aux étalages des bouchers ou des tripiers, avez-vous remarqué des cœurs de bœuf ou des cœurs de mouton ; vous avez vu alors un morceau de viande lisse ayant la forme d'un triangle, surmonté d'une sorte de tissu tendineux, tissu qui n'est autre chose que les débris des conduits, artères ou veines qui se rattachent au centre circulatoire. J'imagine que bon nombre d'entre vous ont pensé que le cœur offrait une cavité unique ; c'était ma croyance, à moi, quand j'étais enfant. Lorsque, pour prix de ma bonne conduite et pour m'encourager au travail, on me donnait quelques-unes de ces images religieuses où se trouvent des cœurs enflammés, cœurs placés droit, c'est-à-dire le gros bout en haut, la pointe en bas, et dessinés à peu près sur le modèle des cœurs qu'on aperçoit sur les cartes à jouer, j'examinais cela avec attention, et je m'imaginais tout naïvement que c'était la représentation d'une poche assez creuse, dans laquelle le sang entrait librement et d'un seul coup, comme une poignée de billes dans la poche de mon pantalon.

Je me trompais grossièrement. Non seulement la poche du cœur est séparée en deux par une cloison mitoyenne qui y établit deux petits logements indépendants; mais chacun de ces logements possède premier étage et rez-de-chaussée. Le premier étage a des murailles ou plutôt des parois flasques, peu épaisses, qui rappellent assez, dans leur apparence, dans leur forme, une oreille de chien; aussi l'a-t-on appelé *oreillette.* Le rez-de-chaussée a des murs beaucoup plus épais, beaucoup plus charnus, formant à l'extérieur une convexité qui rappelle le ventre, et on l'a nommé *ventricule.*

Les oreillettes sont séparées des ventricules par un plancher mobile qui forme porte, ce qu'on appelle en anatomie *valvule.*

La planche ci-contre donnera une idée des divers compartiments du cœur et des nombreux vaisseaux qui y oboutissent.

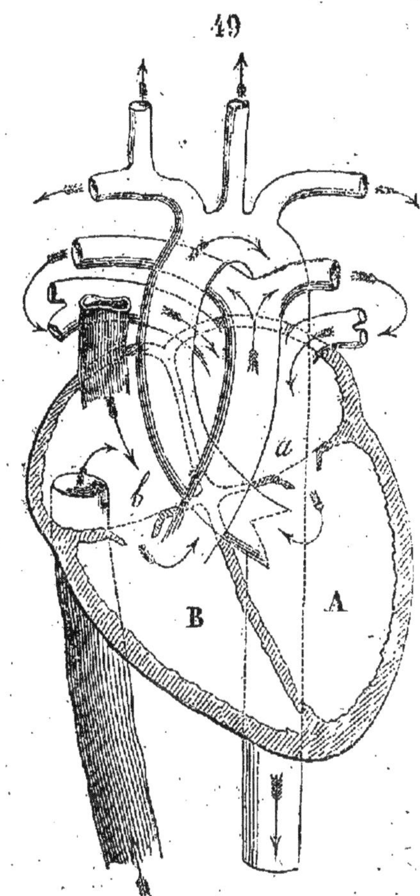

Cœur. — A *a* cœur à sang rouge.
B *b* cœur à sang noir.
A B ventricules.
a b oreillettes.

NOTA. Les petites flèches indiquent le cours du sang.

La porte franchie, nous pouvons sortir de la pompe foulante, et nous avons à en examiner les conduits.

Je vous ai dit que nous avions deux cœurs, c'est-à-dire deux compartiments principaux qui prennent le nom de cœur droit et cœur gauche : du cœur gauche part un conduit énorme, le tronc principal des différentes artères; les artères se divisent, se subdivisent, et vont ainsi en se ramifiant sans cesse jusqu'aux dernières limites du corps humain.

Les derniers ramicules des artères se soudent à des ramicules d'une construction à peu près analogue qui se réunissent en rameaux, en petites branches, en grosses branches, et qui se simplifient dans un seul tronc, réservoir commun, la veine principale du corps.

Cette veine vient aboutir à l'oreillette du cœur droit; du ventricule droit s'échappe un conduit artériel, qui va se ramifier dans les poumons; nous voilà arrivés à l'appareil respiratoire.

J'ai jugé à propos d'y grossir le cœur d'un bon tiers.

II.

Tout l'appareil est renfermé dans une grande cavité qu'on appelle thorax, et qui a la faculté de s'agrandir ou de se rétrécir comme la cavité d'un soufflet. Le plancher de cette cavité est formé par une grande toile musculaire qu'on appelle diaphragme et ses parois sont composées de muscles et d'arceaux mobiles qu'on appelle *côtes.*

Dans ma dernière leçon, je vous parlais du conduit aérien; ce conduit, je vous l'ai dit, placé en avant du tube digestif, est bien souvent confondu avec lui par les ignorants. Cette grosseur, que je vous ai fait remarquer, et qu'on nomme pomme d'Adam, renferme le larynx avec les cordes vocales, en un mot, l'organe de la voix; puis, au-dessous du larynx, commence la *trachée-artère*, conduit tenu toujours ouvert par des petits anneaux cartilagineux.

Voyez la figure ci-contre, qui représente tout l'appareil respiratoire et circulatoire.

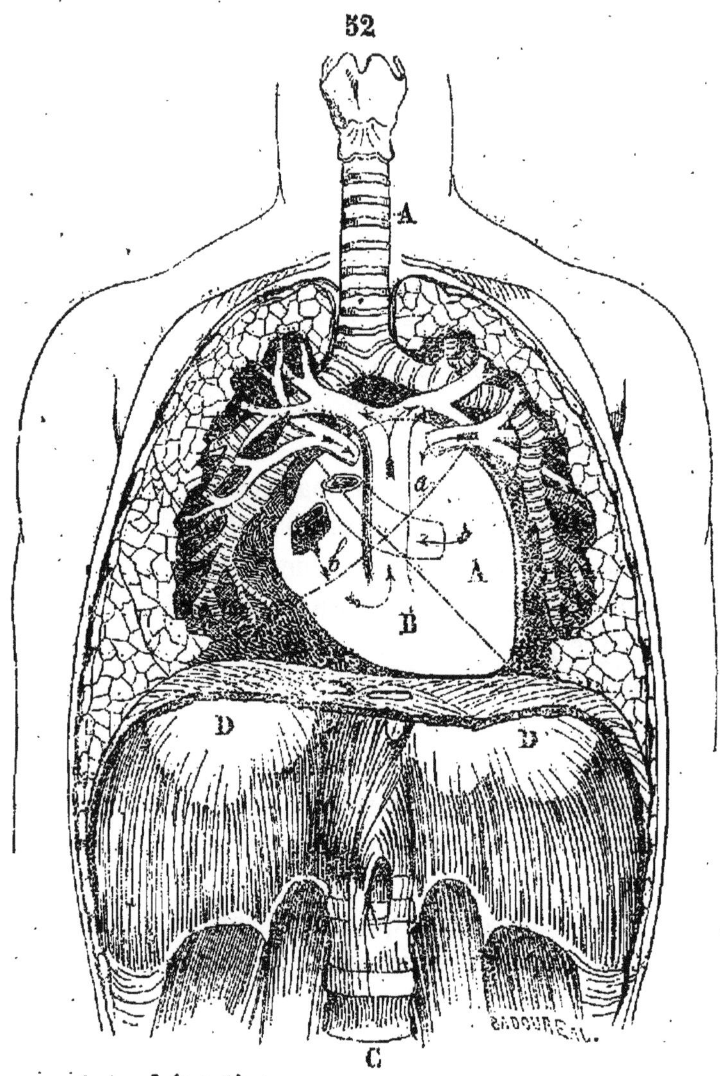

A trachée artère.
B artère pulmonaire.
C colonne vertébrale.
D Diaphragme.

La trachée-artère se divise bientôt en deux portions, qui prennent alors le nom de *bronches*, et se divisent et se subdivisent considérablement pour envoyer chacune de ces petites ramicules à chaque vésicule pulmonaire; le poumon, en effet, tissu poreux, spongieux s'il en fut jamais, est la réunion d'un amas considérable de petites vessies, soudées ensemble et ramassées dans une même enveloppe, que l'on appelle *plèvre*. C'est ce que l'on appelle du *mou* en terme de boucherie; il n'est personne de vous qui n'en ait vu et touché.

Maintenant, si vous m'avez bien compris, vous connaissez toutes les pièces de l'admirable machine que nous allons mettre en mouvement.

ART. II. — *Circulation et respiration.*

L'autre jour, en vous parlant de la digestion, je vous ai détaillé la transformation de l'aliment en chyme, en chyle, en sang. — Ce sang arrive dans le grand réservoir veineux, et il tombe dans la partie supérieure du cœur droit, c'est-à-dire dans l'oreillette.

Remarquez bien que ma comparaison de la pompe à feu péchait par un côté, en comparant le cœur à une pompe aspirante et foulante : le sang veineux, le sang noir, arrive dans l'oreillette droite, sans y être aspiré. Une fois dans cette cavité, il en stimule les parois, qui se contractent et qui le poussent dans le ventricule inférieur. Dans ce ventricule, même mécanisme; seulement, la contraction est beaucoup plus intense; puis la valvule, qui s'est abaissée pour laisser passer le sang, se redresse dans cette contraction et bouche hermétiquement la porte auriculo-ventriculaire ; le liquide, pressé par les parois du ventricule comme un noyau de cerise dans les doigts d'un enfant, s'élance dans l'artère pulmonaire et va droit aux poumons, où il se répand et se partage entre chaque vésicule.

Soudain, tout le système respiratoire entre en action : le diaphragme s'abaisse, les parois thoraciques se dilatent, et l'air qui nous environne se trouve attiré par cette aspiration. Il s'engouffre dans l'arrière-bouche, passe par le larynx, par la trachée-artère, par les bronches, et arrive de son côté, lui aussi, à chaque vésicule du poumon.

Alors s'opère une sorte d'opération chimique qui est instantanée : l'oxygène de l'air se combine avec le sang, et de noir qu'il était il le rend rose, vermeil, rutilant. C'était du sang veineux, il devient tout à coup sang artériel. Dans cet état, il retourne non plus au cœur droit, mais au cœur gauche, entre dans l'oreillette, puis dans le ventricule, et, lancé dans l'aorte, il va porter jusqu'aux dernières limites du corps, la vie, la chaleur et jusqu'à l'ébranlement communiqué par le choc qu'il a reçu dans la contraction.

Eh bien, comprenez-vous maintenant la comparaison par laquelle j'ai commencé cette leçon ? — Chaque molécule du corps humain ressemble à l'habitant d'une grande cité qui prend, non plus de l'eau qui coule, mais du sang qui passe, tout ce dont elle a besoin pour son usage. Le surplus, les détritus, retournent par les veines comme l'eau par les ruisseaux au réservoir d'où le liquide bienfaisant était parti lui-même.

Je dois avouer cependant que si j'ai comparé l'appareil pulmonaire à un filtre de fontaine, c'était pour ne point embarrasser votre intelligence d'une comparaison chimique mieux appropriée. Effectivement, l'eau filtrée est meilleure à boire que l'eau non filtrée mais entre le sang veineux et le sang artérel, entre le sang noir et le sang rouge, il existe une bien plus importante différence. Le sang veineux est un poison, et pour en avoir la certitude, examinez avec moi ce qui se passe dans l'asphyxie.

Le sang noir arrive aux poumons pour y subir la transformation nécessaire ; mais comme, par une raison ou par une autre, il n'arrive plus aux poumons d'air atmosphérique, le sang veineux reste sang veineux ; il passe avec ce caractère dans les canaux artériels, et alors il tue, c'est-à-dire qu'il va porter dans tous le corps le désordre, la destruction et la mort.

Les gens qui meurent par asphyxie deviennent noirs et succombent en peu d'instants à un véritable empoisonnement.

RÉSUMÉ.

Qu'une pompe, un ruisseau, le filtre, les fontaines,
L'eau qui vient abreuver chaque habitation,
Vous rappelle le sang qui coule dans vos veines,
Et vous verrez partout la circulation !

SECONDE PARTIE.

HYGIÈNE.

CINQUIÈME LEÇON.

ENFANCE.

L'Hygiène de l'enfance : — La propreté. — L'air. — Le soleil. — Le coucher séparé. — Le régime alimentaire.

Mes amis,

Aujourd'hui nous abordons l'hygiène.

L'hygiène, je vous l'ai dit à ma première leçon, est l'art de conserver la santé et de prévenir les maladies; c'est l'étude de tout ce qui peut contribuer au bonheur, au bien-être de l'homme : elle est le sœur de la morale, qui s'y rattache par un grand nombre de prescriptions; elle est la sœur aussi de la médecine proprement dite, car toutes les deux s'occupent exclusivement de la nature humaine, l'une et l'autre s'adressent au corps et à l'âme; seulement l'hygiène s'occupe de la santé, et la médecine ne s'occupe que de la maladie.

Je laisserai de côté tout ce qui regarde l'hygiène publique, c'est l'affaire des autorités et de nombreuses administrations spéciales. De l'hygiène privée, je ne vous présenterai que les conseils qui vous sont parfaitement applicables.

Je serai donc bien incomplet, bien superficiel, les demi-savants hausseront les épaules, et prétendront que je n'y entends rien ; mais que m'importent les critiques, pourvu que j'arrive à vous être utile !

Dans cette leçon, nous nous occuperons des soins indispensables à la santé de vos enfants.

J'exclurai de mes préceptes les soins à donner aux premières années, ces soins regardent vos femmes, bonnes et excellentes nourrices, qui possèdent pour tout cela une science innée, une expérience instinctive dont nous devons bénir la Providence, et à laquelle je ne veux point mêler l'aridité de mes préceptes.

Mais vient un âge où le père de famille reprend ses droits, où son avis doit être raisonné, raisonnable, où il faut qu'il fasse preuve de connaissance et d'expérience. C'est des soins donnés à cet âge que je veux vous parler dans ce petit entretien.

Certes, je sais parfaitement à qui je m'adresse. Je sais que si vous avez le cœur plein de bons sentiments, vous n'avez pas la bourse aussi pleine d'écus, et puis souvent la famille est nombreuse, les rentrées d'argent difficiles. Je ne vous indiquerai donc pas pour vos enfants l'hygiène de l'opulence, les viandes succulentes, les vins généreux, les lits moelleux et les vêtements raffinés. Je vais tâcher d'adapter mes conseils à votre petite position financière, et je vous recommanderai tout simplement la propreté, le bon air, le soleil; enfin, je terminerai par quelques avis relatifs aux repas et au coucher.

§ Ier. *La propreté.*

Vous comprenez, mes bons amis, que ce premier article est assez délicat à traiter pour ne blesser personne; heureusement j'ai fait avec vous, dès nos premiers entretiens, pacte d'amitié, par conséquent pacte de franchise.

Je ne veux pas vous ennuyer ici de grandes phrases démocratiques, mais si vous me connaissiez intimement, vous sauriez que dans mon cœur de médecin, il n'y a ni répugnance pour le pauvre, ni aversion pour la misère; vous sauriez que c'est avec la même et sincère affection que je serre la main caleuse de l'ouvrier et les doigts blancs du propriétaire!

Ceci posé, permettez-moi de vous dire bien franchement qu'il y a chez un bon nombre d'ouvriers une aversion déplorable pour la propreté; or, cette aversion finit par devenir pernicieuse, et vous allez parfaitement le comprendre.

La peau, cette merveilleuse enveloppe du corps humain dont je vous ai fait admirer la structure, la peau a des fonctions de la plus haute importance; elle est l'organe du toucher, le siége de la sensibilité extérieure; c'est elle qui nous avertit quand il fait froid et nous oblige à nous couvrir; c'est elle qui transpire quand il fait chaud et, grâce à cette transpiration, nous met à même de supporter les chaleurs les plus étouffantes. La peau mérite donc bien quelque attention.

Une comparaison, — peut-être quelques-uns d'entre vous ont-ils servi, — ceux-là savent que, lorsqu'un corps d'armée est campé près de l'ennemi, on place tout autour du camp, de distance en distance, des soldats, des factionnaires armés d'un fusil, pourvus d'une consigne, chargés d'une surveillance; grâce à ces factionnaires, le général est tranquille chez lui, tient conseil avec ses généraux, organise la défense ou l'attaque, en un mot, arrête son plan de bataille; eh bien! qu'un ennemi, un traître trouve le moyen de désarmer ou d'endormir tous les factionnaires, n'en pourrait-il pas résulter de bien graves conséquences?

Mes amis, le corps humain est le siége d'une armée, — nos organes, — dont la bonne harmonie constitue la santé; la peau, pourvue de la sensibilité, représente les factionnaires chargés de l'avertir et de la défendre, et vous devez avoir pour votre peau le même soin qu'un général a de ses soldats.

Quand je parle de votre peau, c'est pour vous faire comprendre la propreté indispensable à celle de vos enfants. Elle est bien plus délicate que la vôtre. Si vous la laissez s'endormir dans la malpropreté, si la *crasse,* appelons les choses par leurs noms, vient à en émousser toute la sensibilité, vous devez comprendre qu'il pourra survenir bien des inconvénients. Donc, il faut que vos enfants soient tenus proprement; lavez, lavez sans crainte, l'eau n'est pas si chère, et vous avez bien des fontaines qui vous la donnent gratis. Faites laver hardiment chaque matin les mains, la figure, les pieds même.

Je vais encore plus loin, mais c'est une idée qui m'est personnelle et vous ne ferez de l'indication que je vais vous donner que ce que vous jugerez convenable. Je suis persuadé que si, tous les matins, on obligeait les enfants à se laver le corps entier, comme ils se lavent les mains et le visage, on les aguerrirait à toutes les intempéries des saisons, on les mettrait à l'abri des rhumes, des coqueluches, et on arriverait à leur donner des constitutions beaucoup plus robustes. Cela n'est pas si difficile que vous pourriez le croire : une serviette bien humide passée sur tout le corps, un bon torchon pour essuyer, c'est l'affaire d'une demi-minute.

De cette manière, aux bénéfices de la propreté vous joindriez les bienfaits d'une action cutanée incontestablement salutaire. Il se passerait sur toute la surface du corps quelque chose d'analogue à ce qui arrive quand un enfant, pendant l'hiver, prend de la neige dans sa main. Qu'arrive-t-il ? Le calorique, momentanément chassé, revient bientôt avec une sorte de fureur, et la main, engourdie d'abord, ne tarde pas à devenir chaude et brûlante.

Avec la chaleur de la peau, les pores qui la parsèment se dilatent, une transpiration insensible s'établit, et vous recueillez tous les avantages d'un organe actif; vous avez à l'entour de votre petite armée des factionnaires attentifs et vigilants.

La propreté n'est pas seulement nécessaire sur les individus, elle est importante dans les appartements où ils se tiennent.

Il y a des gens qui jettent tout à terre, de l'eau, des restes de légumes, pis encore! Tout cela donne à l'atmosphère de l'humidité, des odeurs plus ou moins délétères qu'il est urgent d'éviter.

§ II. *L'air.*

En second lieu, l'air, le bon air, est indispensable. Les poumons d'enfant sont d'une délicatesse exquise. Quand il y a quelque chose de malsain dans l'atmosphère respiré, l'appareil respiratoire en est tellement impressionné, que l'enfant devient étique, malingre. Eh bon Dieu! mettez des pommes de terre dans une cave, vous en verrez les germes monter par les soupiraux pour aller aspirer un peu d'air.

Je ne veux point vous commander des appartements spacieux, vous ne pouvez pas en avoir.

Mais il y a de l'air dans les rues, il y a de l'air surtout dans nos promenades, dans nos jardins publics. N'élevez donc point vos enfants à l'*étouffée*; qu'ils respirent, qu'ils se promènent au grand air; vous les enfermez trop jeunes dans des ateliers dont ils ne sortent que pour aller se coucher.

Vos enfants, messieurs, c'est votre richesse, ne la prodiguez point avant de l'avoir bien gagnée; laissez former la bête, l'animal, l'organisme, en un mot, avant de songer à son exploitation.

§ III. *Le soleil.*

Il faut non seulement de l'air à vos enfants, mais, de temps en temps, ils ont besoin de soleil.

Vous n'avez point de jardin, sans doute, mais nombre d'entre vous ont des pots de fleurs sur leurs fenêtres, une plante dans leur cour, un petit arbuste dans leur appartement. Essayez de priver totalement de soleil ces pauvres végétaux, vous les verrez se faner, se flétrir, et puis mourir.

Les enfants, mes amis, sont des plantes d'autant plus délicates, qu'elles sont intelligentes. Il leur faut leur provision d'air, mais il leur faut aussi de bons bains de soleil.

Les fruits ne mûrissent point à l'ombre; l'intelligence et le corps lui-même s'étiolent dans les ténèbres. Croyez-moi, il n'y a pas que de la poésie dans un rayon de soleil, et moi qui suis appelé quelquefois à voir des convalescents jouir du soleil, par un beau jour, après en avoir été privés plusieurs mois, je puis vous dire sciemment tout ce qu'il y a de bienfaisant et de vital dans cette chaleureuse lumière.

§ IV. *Le coucher séparé.*

Plusieurs d'entre vous, soit économie, soit gâterie de parents, ont l'habitude de faire coucher leurs enfants avec eux. Ils ont grand tort. Rien n'est plus nuisible à des enfants que de les coucher avec des grandes personnes.

Avez-vous vu jamais un arbrisseau croître bien vigoureusement sous un grand chêne? Non. Le plus grand prend tout au plus petit. C'est dans le monde physique comme dans le monde intellectuel.

Parfois, dans mes visites médicales, j'ai rencontré des enfants étiolés, à la peau livide, aux yeux rouges. J'ai interrogé les parents:

— Mais ils se portent bien, je vous assure; c'est leur tempérament comme ça!

Et puis je découvrais qu'on les couchait

avec leurs parents, avec une grand'mère par exemple; j'en faisais comprendre les inconvénients. Au bout de quelques mois, le teint de ces pauvres petits êtres se prenait à refleurir, les yeux étaient nettoyés; la santé revenait tout entière.

Ce n'est pas une bien grande dépense que je vous demande: un petit lit d'osier ou de fer, un matelas de laine ou de fougère. On peut bien dépenser huit à dix francs, quand il s'agit de la santé de ses enfants.

§ V. *Le régime alimentaire.*

Enfin, il est urgent de régulariser le régime alimentaire de l'enfance. D'ordinaire, vous laissez vos enfants manger quand ils veulent, ce qu'ils veulent, tout ce qu'ils veulent. Tout d'abord, ces petits estomacs vivaces supportent assez bien ces secousses multipliées; mais peu à peu ils s'en irritent, ils se révoltent, et ils finissent par se détériorer. Or, l'estomac, je vous l'ai démontré, est l'un des principaux piliers qui soutiennent l'édifice de l'existence.

Il est encore une faute qu'il est urgent que

je dénonce. Trop souvent, pour vous et vos enfants, vous achetez de la charcuterie.

Je sais que, pour vos ménagères, c'est un aliment assez commode : chaud ou froid, il est toujours appétissant, toujours prêt. Aussi, que vous en mangiez une fois, deux fois par semaine, je n'y trouverais pas à redire; mais toujours, coup sur coup, c'est un régime alimentaire que l'hygiène réprouve.

D'abord, un morceau de bœuf, un bouillon, achetés chez le rôtisseur ou chez la fruitière, sont aussi vite prêts, aussi vite trouvés, et ne coûtent pas davantage.—Ensuite, vous comprenez qu'un manger aussi épicé que l'est d'ordinaire la viande de porc salée, active, hâte la digestion outre mesure, et la digestion est une œuvre trop importante pour être escamotée.

En effet, la digestion étant trop rapidement faite, la sanguinification, en d'autres termes la nutrition, se fait mal, et la recette de la réparation alimentaire n'équilibrant plus la dépense vitale, on arrive à de mauvaises affaires hygiéniques, c'est-à-dire à une maladie.

Les enfants ainsi nourris deviennent mous,

blafards, scrofuleux, et leur santé, leur seul patrimoine bien souvent, se trouve dépensée au moment où ils auraient besoin de la posséder, où ils pourraient l'utiliser et en jouir.

Au nom du ciel, qui vous a rendus pères de famille, comprenez bien tous les devoirs que ce titre vous impose.

Voilà un enfant que Dieu vous envoie dans sa miséricorde.—Il doit être une récompense à votre bonne conduite. C'est un trait d'union chéri pour le ménage, — la Providence vous l'a donné pour servir de but à votre laborieuse existence, pour être la consolation et peut-être le soutien de vos vieux jours ! Ce petit être arrive ici-bas avec toutes les dispositions nécessaires pour accomplir sa destinée, la vie exsude par tous ses pores, c'est une terre de nature exquise qui n'exige qu'un peu de culture pour produire, — et trop souvent mal renseigné, le cultivateur la brûle, cette terre, il la laisse péricliter et se perdre. —Que d'enfants d'ouvriers venus au monde bien portants se fanent vite et s'étiolent !

On les tient malpropres, et la peau perd ses fonctions ; on les tient renfermés, et leur constitution s'affaiblit ; on les prive de soleil, et tout en eux se raccornit. Alors vous voyez de pauvres petits êtres qui ont des humeurs froides et auxquels les forces manquent. Ces enfants deviennent des hommes, quand ils ont la résistance de survivre à tant de fautes ; ils deviennent des hommes, mais quels hommes !

RÉSUMÉ.

Messieurs, voulez-vous voir votre famille heureuse,
Donnez-lui du bon air, tenez-la proprement.
L'eau n'est pas, après tout, une chose coûteuse,
Puis l'air et le soleil se trouvent aisément.

SIXIÈME LEÇON.

ADOLESCENCE.

Sommaire.

Hygiène de l'adolescence. — Danger des excitants Vin, liqueur, tabac. — Dangers des excès de travail. — Nécessité des repas substantiels et du sommeil. — Le sang français — Les besoins de la patrie.

Mes amis,

Je veux vous entretenir aujourd'hui des soins hygiéniques nécessaires à l'adolescence. Vous comprenez que parmi les recommandations faites dans ma dernière leçon, que parmi les conseils donnés à l'enfance, il s'en trouve de parfaitement applicables aux jeunes gens; mais vous comprenez aussi que je passerai sous silence les avis déjà donnés. Je ne reviendrai ni sur la propreté, ni sur le soleil, ni sur le grand air. J'en agirai toujours de la sorte, pour éviter les répétitions inutiles.

Imaginez qu'un homme cultivateur a dans son jardin un fruit si rare, si précieux, qu'une fois mûr, cette rareté, nécessairement bien vendue, le rendra heureux pour longtemps. Je vous laisse à penser toutes les précautions qu'il va prendre ; comme il arrosera, comme il entretiendra tout autour de cet arbre une terre bien fumée, bien féconde ! comme il en écartera les oiseaux pillards et les insectes destructeurs ! Enfin, à moins que cet homme n'ait perdu la tête, — il attendra, avant de cueillir ses excellents fruits, qu'ils soient arrivés à une complète maturité. Autrement, il mécontenterait les acheteurs, et il compromettrait tout son commerce. Eh bien, moi qui, dans la dernière leçon, comparais vos enfants à des fleurs, je puis bien aujourd'hui comparer vos jeunes gens à des fruits; et c'est pourquoi je vous recommande d'attendre leur maturité, avant de les faire agir, ou de les laisser agir en hommes.

Voilà le grand malheur du siècle où nous vivons, c'est que nous y voulons vivre à la course. Je fais la part des exigences de la civilisation, et je me garderais bien de défendre à vos jeunes gens l'ardeur à la besogne et le zèle au travail, mais il est des excès qui compromettent leurs forces et je dois les leur indiquer.

Je ne veux point, pour ces jeunes natures, des excitants que je permettrais à la virilité. Premier article.

Je ne veux point des veilles et des travaux forcés que je pardonnerais à l'âge mûr. Second article.

Enfin, les soins nécessaires à la santé des jeunes gens sont pour nous parents non seulement une nécessité de famille, mais encore un devoir de patriotisme. C'est par là que je terminerai.

Commençons.

§ 1er. *Danger des excitants.*

J'ai dit d'abord : Point d'excitants. Or, par excitants, j'entends surtout les excitants stomachiques, les alcooliques, le tabac. Je ne viens pas, comprenez-moi bien, vous faire un sermon sur la tempérance et gagner quelques adeptes à la société anglaise qui porte ce nom; je ne veux pas non plus anathématiser les bureaux de tabac et demander leur fermeture. J'y perdrais moi-même comme consommateur.

Mais suivez bien l'explication que je vais vous donner.

De dix à vingt ans est l'époque de la vie où, généralement, la croissance de l'homme s'établit et se termine. De dix à vingt ans vous voyez certaines natures grandir comme des asperges; de mois en mois les progrès sont flagrants; vos ménagères n'en finissent point de rallonger les bras d'habits et les jambes de pantalons.

Vous comprenez très bien qu'il faut fournir à cette augmentation physique. De quelle manière? En augmentant les forces vitales. Comment gagner des forces? Par l'estomac. Il n'y a point besoin d'être grand physiologiste pour le savoir et le constater.

Or, la Providence, qui a voulu faire son chef-d'œuvre dans la structure humaine, a donné au jeune homme qui grandit, un estomac d'une sensibilité et d'une vivacité exquises. En ménageant cette sensibilité, le jeune homme y gagne d'excellentes digestions, et une réparation alimentaire parfaitement en rapport avec les nécessités de son âge. Mais si vous jetez dans cet estomac, déjà sensible et vivace, quelque liquide qui le surexcite, quelque âcreté qui l'irrite, vous produisez un désordre dont se ressent nécessairement la digestion. Ce qui n'est qu'un excitant pour l'âge mûr est un exaspérant pour la jeunesse, et doit être pour elle, sinon totalement défendu, au moins proscrit comme habitude.

Le vin, l'eau-de-vie, les liqueurs de toute nature, agissent non seulement sur l'estomac, mais sur le cerveau; en ce sens-là, ils deviendraient encore pernicieux aux estomacs vivaces. — Je ne vous apprendrai probablement rien de nouveau en vous disant qu'entre le cerveau et l'estomac, il y a une telle correspondance, que la surexcitation de l'un réagit nécessairement sur l'autre. Vous savez ce qui arrive dans les migraines? et sans aller chercher des exemples en médecine, vous avez quelquefois rencontré dans nos rues, le lundi soir surtout, l'ivresse nauséabonde et ses inconvénients.

Est-ce à dire que vos jeunes gens ne doivent boire que de l'eau? Non; le vin en petite quantité, le vin coupé d'eau et bu pendant le repas, devient un digestif et un fortifiant; mais quand j'aperçois des gamins de quatorze à quinze ans fêter toutes les connaissances qu'ils rencontrent par le petit blanc du coin ou par le canon de l'amitié, je me dis : Voilà des garçons qui s'abîment et l'estomac et la santé; peut-être n'en savent-ils rien. —C'est pour cela que j'ai pensé nécessaire de vous le dire, afin que vous puissiez le leur apprendre.

Le tabac agit aussi sur l'estomac et sur le cerveau d'une façon qui ne convient pas trop à l'âge de la croissance : — il agit sur l'estomac; ceux qui veulent fumer sans en avoir l'habitude, en acquièrent bien vite la preuve; mais une fois l'habitude prise, le crachement, que nécessite cette habitude, présente des inconvénients dont vous allez saisir toute la portée.

Vous pensez bien que si nous avons, à l'entrée du tube digestif, des glandes salivaires chargées de sécréter un liquide qui leur est propre, c'est que ce liquide est nécessaire à quelque chose. Effectivement, c'est un liquide éminemment digestif; et pendant la mastication, à mesure que vous mâchez vos aliments, la salive les empreigne et les prépare à la digestion. Cela est si vrai que si vous mangez trop vite, si, comme on appelle cela communément, vous tordez les morceaux, la digestion devient laborieuse et lente. Or, l'action du tabac excitant les glandes salivaires, oblige à rejeter de temps en temps le liquide qui s'en échappe, et par conséquent doit être pernicieuse à ceux chez qui la digestion est chose si importante.

Exagérons les choses, pour vous les faire comprendre encore mieux. — Laisseriez-vous aller au cabaret, laisseriez-vous fumer des enfants de cinq à six ans? Non! Eh bien, loin de regarder vos jeunes gens comme des hommes, regardez-les longtemps comme des enfants.

Il est une objection que l'on pourrait me faire, et c'est pourquoi je veux la résoudre.

— Mais, pourriez-vous me dire, n'y a-t-il pas certaines contrées où l'usage du tabac est plus répandu encore que chez nous, et où l'on voit fumer des marmots qui ne sont pas plus grands que leur pipe? Les Allemands, par exemple, n'ont-ils pas transformé toutes les réunions en tabagies?

Cela est vrai, mes amis, et je dois même ajouter que les Allemands n'en sont ni moins gras, ni moins robustes. Toutefois, je vous répondrai qu'ils ne sont pas dans les mêmes conditions que nous. Il n'y a ni mêmes conditions de climat ou de nourriture, ni mêmes conditions de tempérament, et vous auriez tort de les vouloir imiter. — Il existe des peuplades entières qui vivent presque sans vêtements. En conclurez-vous que vous pouvez pendant l'hiver laisser vos enfants courir nos rues sans chaussure et avec une simple culotte de coton?

§ II. *Nécessité de régler le travail, les repas et le sommeil.*

Je ne sais pas s'il existe parmi vous quelques connaisseurs en chevaux; mais, connaisseurs ou non, vous en savez tous assez pour me permettre une comparaison.

Le cheval, comme l'a dit Buffon, est bien la plus belle et la plus noble conquête que l'homme ait jamais faite. Je ne veux point ici vous faire des amplifications de rhétorique et vous dépeindre littérairement les magnifiques conformations du cheval et les admirables proportions de sa structure, mais je dois mentionner le puissant secours qu'il apporte à notre faiblesse, et les nombreuses ressources qu'il offre à l'humanité.

Eh bien ! ce n'est pas une petite affaire que d'élever et de nourrir les chevaux, — c'est toute une science qui a ses professeurs, son administration, ses bibliothèques.

Croyez-vous que nos éleveurs fassent faire à un jeune cheval, à un cheval qui n'a point atteint encore tout son développement, les mêmes courses qu'aux chevaux robustes et faits? Oh! vous le savez comme moi, la pauvre bête serait bientôt fourbue et hors de service; ses jambes, destinées à devenir élégantes et fermes, deviendraient arquées et vacillantes, et le cheval, qui pouvait devenir d'un bon prix, vendu au rabais, tomberait entre des mains qui lui donneraient plus de coups de fouet que d'avoine.

Mes chers amis, les jeunes gens méritent bien les soins que nos éleveurs donnent aux bêtes de somme. Si vous les assujétissez à des travaux au-dessus de leur âge, vous compromettez leur croissance, vous en faites des hommes *fourbus* qui arrivent bien vite à une vieillesse anticipée et à une déplorable décrépitude.

Il faut que ces jeunes gens mangent bien quand ils travaillent; il faut qu'ils dorment suffisamment. Le sommeil est un réparateur si puissant, qu'il a fait énoncer cet axiôme populaire : *qui dort dîne.* Il ne faudrait pourtant pas faire dîner vos enfants comme cela, mais avec des repas reconfortants, je veux, pour eux, de sept à huit heures de repos.

Pourtant, m'objecterez-vous, je connais tel voisin qui n'a jamais dormi plus de cinq heures; monsieur un tel, depuis l'âge de treize ans, n'a jamais fait qu'un seul repas. Messieurs, moi j'ai vu des saltimbanques avaler des sabres; j'ai vu des hercules porter des milliers sur le dos; eh bien! je n'ai jamais voulu en faire autant, parce que j'aurais été bien sûr de me couper la gorge et de me casser les reins.

Un fait évident pour tout le monde me fera mieux comprendre que tous les commentaires. Il n'y a rien, en général, de plus vaillant et de plus robuste que les jeunes gens de nos campagnes; pourquoi cela? Parce qu'au milieu de l'ignorance proverbiale de nos paysans, il y a des instincts hygiéniques auxquels ils se soumettent machinalement. Nos paysans mangent à heures fixes, mais surtout nos paysans dorment ce qu'il leur faut, et s'ils se lèvent avec le soleil, ils se couchent souvent avant lui; et puis les excitants gastronomiques sont plus rares dans leur régime qu'ils ne le sont d'ordinaire à la ville. Prenez-les pour exemple sous ce rapport, et vous et vos enfants, le pays, tout le monde s'en trouvera bien.

J'ai dit le pays, je m'explique, et c'est par là que je vais conclure. Vos jeunes gens, mes bons amis, sont l'espérance de toute la génération présente. La voix paternelle de notre archevêque nous le disait dernièrement dans une lettre pastorale:

Nous marchons à tâtons vers un horizon chargé de nuages. — Qui sait à quelle tempête le monde sera un jour exposé ! Sans être membre de cette fameuse association des amis de la paix universelle, je ne désire point la guerre; mais enfin, dans le temps où nous sommes, la guerre peut devenir une nécessité. Oh ! alors, il faut à la France des soldats vaillants et robustes! Certes, j'ai trop le cœur français pour craindre que jamais nos jeunes gens puissent manquer de courage, mais la force!—c'est la force qui pourrait leur manquer.

Quand nos armées, sous un grand général, promenaient par toute l'Europe notre drapeau vainqueur, oh! c'est qu'elles renfermaient des hommes de fer, des colosses de santé et de vaillance! Il fallait plus que du cœur pour aller jusqu'au fond de l'Egypte, au nombre de quelques mille, loin de tout secours, braver et résister aux attaques de tout l'Orient réuni. Croyez-moi, quand au milieu de ces déserts inconnus, immenses, nos pères formaient ces carrés invincibles devant lesquels venaient se briser toutes les cavaleries ennemies, c'est que nos pères étaient des gens durs à la fatigue, et qu'ils avaient autant de force physique que de force morale.

Mes amis, si jamais revenait la guerre, vous ne voudriez pas, je l'espère, que le sang français parût dégénéré. Donc, si vos devoirs de père de famille vous obligent à surveiller la santé de vos jeunes gens, vos devoirs de bons citoyens vous ordonnent de préparer pour la patrie d'intrépides défen seurs.

RÉSUMÉ.

C'est aux jeunes gens que je l'adresse aujourd'hui.

Mes amis, les excès perdent votre jeunesse.
Le fruit qui n'est pas mûr doit être respecté.
Point d'excès d'aucun genre, et, riches de sagesse,
Vous gagnerez de plus la force et la santé.

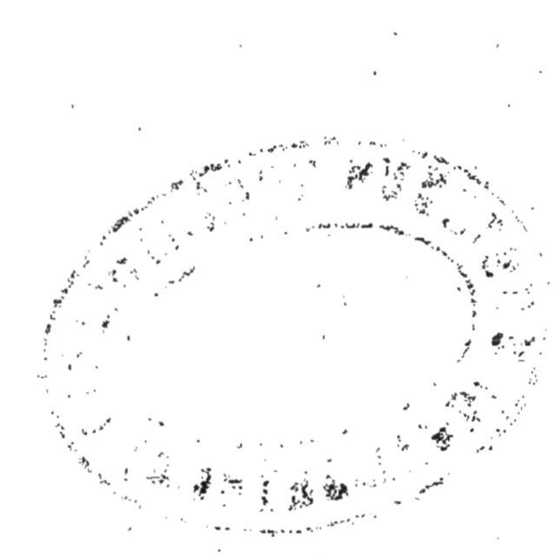

SEPTIÈME LEÇON.

AGE MUR.

Sommaire.

Hygiène de l'âge mûr. — Nécessité de manger lentement. — Le pain rassis et le pain tendre. — Rôle des boissons alcooliques. — Régularité nécessaire dans les heures de repas. — Importance de la transpiration. — La flanelle. — Obligation de soigner les indispositions.

Mes amis,

L'ouvrier parvenu à l'âge mûr est alors dans toute la plénitude de sa force, et puis, content d'être son maître, glorieux de sa vigueur, il abuse de sa santé comme d'autres abusent de leur fortune; aussi qu'arrive-t-il? c'est qu'après avoir ainsi escompté sa richesse vitale, il aboutit à une ruine déplorable que l'on appelle maladie. — Or, pour éviter une telle catastrophe, je vous recommanderai trois choses : — sagesse dans le régime alimentaire, — précautions peu coûteuses dans la manière de vous vêtir, — et enfin, soins scrupuleux pour chacune de vos indispositions.

§ 1er. *Sagesse du régime alimentaire.*

Je le sais parfaitement bien, vous avez en général des estomacs très vigoureux, j'ai vu parmi vous des gargantuas engloutir des omelettes problématiques, et faire disparaître en peu d'instants des gamelles de fricot et des morceaux de pain monstrueux. — C'est bien pour une fois en passant, un jour de gala et de réjouissances ; mais recommencez souvent le même manége, et vous verrez si vos estomacs ne finissent pas par se détruire.

1° La plupart d'entre vous mangent trop vite. La matière alimentaire n'a pas le temps de s'imprégner de ces sucs digestifs dont j'ai tâché, dans ma dernière leçon, de vous bien faire comprendre le rôle important. Il faut manger lentement et avoir soin de bien mâcher.

2° En second lieu, je vous recommande le pain bien cuit, et je préfère de beaucoup le pain rassis au pain tendre. Sans doute, le pain nouvellement fait est plus agréable à manger, et pour vous, qui avez si peu de plaisirs culinaires, on me reprochera peut-être de ne pas vous permettre celui-là. Mais laissez-moi vous expliquer ses inconvénients.

La mie du pain frais, de ce qu'on appelle le pain tendre, est si molasse, si élastique, que si vous la tournez entre vos doigts, vous en faites une espèce de pâte. — Eh bien, il se passe pendant la mastication quelque chose d'analogue, et cette pâte, tombée dans l'estomac, devient une espèce d'éponge qui s'y gonfle et y boit avidement tous les sucs qu'elle y trouve. Imprégné de ce liquide, cet aliment, pour digérer, subit une espèce de fermentation acide qui agace et stimule outre mesure la muqueuse stomacale, c'est-à-dire la peau intérieure de l'estomac.

Le pain rassis n'a aucun de ces inconvénients. — Notez encore que vous en mangez moins que du pain tendre. Donc, si vous suivez mon conseil, vous y trouverez double avantage, avantage pour votre bourse et avantage pour votre estomac.

3° En troisième lieu, je vous recommande, si vous buvez du vin ou de la bière, de n'en boire que sagement. Je ne parle pas des inconvénients de l'ivresse; je suppose que vous êtes tous assez sages pour ne jamais vous y livrer; mais il existe dans la classe ouvrière une erreur relativement aux liquides spiritueux, et cette erreur, je veux la mentionner afin de la combattre : on dit communément, quand on vient de lamper un grand verre, et après avoir fait entendre cette expiration gutturale que vous connaissez tous : — Cela fortifie, cela fait du bien.

Pris en petite quantité, oui ; autrement, non. Cela affaiblit et détériore.

Remarquez que le vin que vous buvez d'ordinaire n'est pas de première qualité, et, malgré la sévérité des inspecteurs, il est quelquefois frelaté; mis en quantité dans l'estomac, il lui est des plus nuisibles.

Pourquoi le vin en général, et toutes les liqueurs spiritueuses sont-elles stomachiques? Parce que, introduites dans l'estomac, elles en stimulent l'action et accélèrent la sortie des liquides digestifs. Ce rôle terminé, tout ce qui survient en surplus tourne au détriment de celui qui l'ingurgite. La théorie et l'expérience sont là pour le prouver.

4° Enfin, en quatrième lieu, je veux une régularité constante dans vos heures de repas. — Voyez-vous, nous sommes tous des bêtes à habitudes. On a dit que l'habitude était pour nous une seconde nature, et c'est une vérité au physique comme au moral, tous nos actes physiologiques, répétés à intervalles réguliers, s'exécutent bien mieux et bien plus facilement.

Cela est si vrai que le rhythme, la mesure, la cadence agissent jusque sur notre système musculaire.

Exemples : — Voici des soldats en marche, qui ont parcouru une longue étape et qui ne sont point encore arrivés à leur destination, les plus fatigués restent en arrière, et presque tout le régiment traîne la jambe. Que fait le chef qui les commande? Il fait signe aux plus gais du régiment, qui entonnent la chanson française ; aussitôt toutes les jambes se relèvent, et les plus fatigués retrouvent de la vigueur. — Voici un homme qui bégaie en parlant, faites-le chanter, c'est-à-dire donnez un rhythme à sa parole, il ne bégayera plus.

Eh bien, chacun de nos organes en particulier est en quelque sorte une représentation de notre organisation générale; chaque organe, en effet, a sa circulation, son innervation, son système musculaire spécial, et chaque organe participe, pour son compte, aux propriétés communes du corps, c'est-à-dire que si le corps se meut plus facilement quand il le fait à intervalles égaux, l'estomac digère mieux quand on le remplit à heure régulière.

§ II. *Précautions à prendre dans la manière de vous vêtir.*

Hélas! je le sais, les vêtements coûtent fort cher, et croyez que je n'ai reçu mission d'aucun marchand d'habits pour vous vanter et vous offrir sa marchandise; mais il m'importe de vous engager à vous vêtir de manière à ménager la transpiration cutanée et à vous mettre à l'abri des refroidissements. Je vous l'ai dit en vous parlant de vos enfants, la peau a des fonctions de la plus haute importance. Or, parmi ces fonctions, une des principales est celle de cette sécrétion incolore qu'on appelle sueur. Cette sueur sert de trop plein à la circulation générale et à notre chaleur interne. Qu'arrive-t-il quand, imprudemment, un homme arrête sa transpiration? la chaleur et la circulation activées, ne trouvant plus de débouché, s'accumulent et se concentrent sur un organe, et alors il se passe en physiologie ce qui se passe en physique quand, à l'aide d'une loupe, vous concentrez les rayons solaires, — les rayons solaires concentrés brûlent, — la chaleur vitale concentrée enflamme l'organe sur lequel elle s'accumule, et alors surviennent des fluxions de poitrine, de inflammations du foie, des inflammations d'intestins, que sais-je !

Il est urgent que ceux qui transpirent beaucoup, et qui, au milieu de cette transpiration, se livrent à des travaux qui les exposent à mille variations de température, il est urgent que ceux-là portent un gilet de flanelle. — Oh! vous allez me dire, c'est une mauvaise habitude à prendre, et puis cela va coûter de l'argent! — Mes bons amis, supposez que, pour n'avoir pas suivi ce conseil, vous attrapiez une fluxion de poitrine, est-ce que cela ne vous coûtera pas davantage? — et tous ces jours perdus pour le travail, et votre vie mise en danger, et toutes les petites friandises nécessaires à une convalescence? — vous ne paierez jamais cher un moyen qui peut vous éviter une maladie.

Quant à ce mot d'habitude dont vous m'avez fait une objection, j'en profite pour vous donner un détail hygiénique relatif à la précaution que je demande. Il y a des gens qui prennent la flanelle et qui ne la quittent plus ni jour ni nuit. Eh bien! ceux-là perdent la moitié de ses avantages, — le corps s'identifie tellement à cette seconde peau artificielle qu'il devient aussi impressionnable aux diverses variations de température avec sa flanelle que lorsqu'il en était dépourvu.

Je recommande la laine sur la peau pour la mettre à l'abri de ces variations. Or, quand vous êtes au lit, vous n'y changez pas de température; au contraire, quand vous êtes levés, vous êtes exposés à mille occasions de refroidissement : — des portes ouvertes, des courants d'air, le séjour dans un appartement et puis le séjour dans la rue, le passage du soleil à l'ombre. C'est alors que la laine vous sert véritablement de préservatif. Ne la portez donc que le jour, et vous aurez l'avantage de n'en pas prendre une si grande habitude et d'en économiser les bénéfices pour le temps juste où vous en aurez besoin.

Il est une autre transpiration locale sur l'importance de laquelle j'ai besoin de vous dire quelque chose, — c'est la transpiration des pieds. — La transpiration des extrémités est le signe d'une action incessante à ces extrémités, qui sert de dérivatif continuel à toutes les menaces de maladie. — Quand vous avez mal à la tête, vous prenez un bain de pieds; — quand vous avez la fièvre, le médecin vous fait mettre des cataplasmes aux pieds, quelquefois même des sinapismes. C'est un remède si connu et si facile à comprendre que je ne m'arrêterai pas à vous donner la théorie de son action. — J'ai vu des maladies terribles causées par des transpirations de pieds imprudemment supprimées; réfléchissez-y, et vous aurez plus de soin de vos chaussures. Je ne vous parle pas de porter des bottes ou des souliers vernis, et vous me ririez au nez si j'allais vous prescrire de belles et élégantes chaussettes; mais, mon Dieu! vous avez des chaussons, des sabots, des bons gros souliers de cuir.— Je souffre plus que je ne puis vous dire, quand je vois des ouvriers qui transpirent mettre leurs pieds nus sur la pierre, ou marcher avec des souliers percés dans le ruisseau.

§ III. *Soins des petites indispositions.*

J'arrive à mon troisième article, dans lequel je veux vous prescrire de soigner scrupuleusement les moindres de vos indispositions. — Il est un principe terrible et qui a trop souvent des conséquences funestes. — Il ne faut pas s'écouter, dit-on, il faut se secouer, — comme si nous avions la puissance de mettre la maladie en déroute.

Voilà un vaisseau lancé sur l'Océan et qui le sillonne à pleines voiles ; tout à coup un choc terrible se fait sentir et un craquement annonce aux matelots que le navire a touché; que diraient ces braves enfants de la mer, si le capitaine, insouciant et se promenant sur le pont, son porte-voix à la main et son cigare à la bouche, défendait tout examen, proscrivait toute précaution, en s'écriant : — Ce n'est rien, le bâtiment marche toujours ; ce n'est rien, ne nous en occupons pas.

— Mais, malheureux, ce choc a peut-être produit une avarie; l'eau va s'infiltrer, remplir la cale!

— Ce n'est rien, vous dis-je, ce n'est rien.

Ce n'est rien! et voilà les accidents qui surviennent; ce n'est rien! et bientôt l'avarie n'est plus réparable. Ce n'est rien et le bâtiment coule à fond, quand avec quelques réparations on aurait pu boucher les trous et continuer tranquillement la route.

Mes amis, attention à la moindre avarie! des soins, de grâce, des soins pour vos indispositions; vous perdrez une demi-journée, une journée de travail, s'il le faut, mais vous éviterez une maladie.

Mes bons amis, arrivés à l'âge mûr, vous devenez pour la plupart pères de famille. Dès lors vous ne vous appartenez plus, songez-y bien, — vous devez soigner votre santé bien moins pour vous encore que pour les vôtres. Voyez cet homme tempérant et sage qui a toujours bien soigné sa santé et qui rentre chez lui après sa journée de travail. Femme et marmots, toute la famille accourt à sa rencontre et se mire dans ce visage robuste et rayonnant. Cette joie, cette santé est pour lui un stimulant et une récompense. Voyez au contraire cet ouvrier négligent et indisposé par sa faute. — Il arrive languissant et ennuyé. — Ses yeux éteints, ses traits altérés apportent avec eux la tristesse et l'inquiétude du lendemain. Il se plaint, sa femme soupire et ses enfants pleurent.....

A qui des deux voulez-vous ressembler?

RÉSUMÉ.

Messieurs, veillez sur vous sans peur, mais sans paresse,
Méprisez la bravade et ses airs triomphants;
Les abus de la force engendrent la faiblesse.
Tenez, pour vous soigner... songez à vos enfants!

HUITIÈME LEÇON.

LA VIEILLESSE.

Sommaire.

Hygiène de la vieillesse. — Modération.— Résignation. — Soins médicaux. Ce que c'est qu'un médecin.

Mes bons amis,

Il s'agit donc aujourd'hui d'une question assez délicate. La vieillesse, en effet, porte avec elle le cachet de l'expérience, et il peut paraître extraordinaire de m'entendre lui adresser ici quelques remontrances.

Laissez-moi vous certifier tout d'abord que je porte aux cheveux blancs le respect le plus sincère.

Quand je rencontre dans la rue une de ces belles têtes de vieillard ayant sur la figure les rides des années et la noble empreinte du temps, je sens ma tête s'incliner d'elle-même. J'aime et vénère ces vieillards ; — il existe dans nos familles une expression qui me donne la chair de poule, tant elle est empreinte d'une touchante vérité. Au lieu de rappeler à ses grands parents leur âge et leur ancienneté, cette expression semble vouloir rappeler sans cesse les droits qu'ils ont à notre amour : le nom de *bon papa* remplace celui de grand-père ! —Moi, j'ai perdu le mien sans le connaître. Aussi, je sens mes yeux devenir humides quand je vois ces heureux enfants mêler l'insouciance et la naïveté de leur âge à la tendresse réfléchie de leurs bons, de leurs vieux parents. J'aime les vieillards et je vénère la vieillesse, et si je m'arroge ici le droit de la conseiller, c'est après avoir bien formulé d'avance mon respect et ma vénération.

Je ne saurais le dissimuler, si la vieillesse est l'âge de la sagesse et de l'expérience, c'est aussi dans la vie la période de la décadence et l'époque des infirmités ; effectivement, les rouages de la machine humaine s'usent et se détériorent, les fonctions vitales languissent et les forces s'affaissent, c'est la loi de la nature.

On nous a bien parlé d'une certaine fontaine de Jouvence, dont les eaux avaient le don de rajeunir, mais ce n'était là qu'une belle fiction, et si cette fontaine a jamais existé, la source en est bien. certainement tarie et perdue.

En conséquence, nous devons accepter la vieillesse avec sa faiblesse, avec ses malaises, avec ses infirmités. Pour cela, j'ai à lui recommander trois choses: la modération, la résignation et le recours aux conseils de l'art.

Art. 1er. — *La modération.*

Bons vieillards, parlons franc ensemble; vous êtes tous, pour la plupart, dans la série des infirmes.

Il ne vous faut que de *petits* repas, de *petits* travaux, de *petites* promenades. Vos repas, modérés en quantité, doivent pourtant durer plus longtemps que dans l'âge mûr, car votre estomac débilité a besoin de ne recevoir que des morceaux bien mâchés.

Je sais que les dents vous tombent; je sais que trop souvent celles qui ne tombent pas vous font mal; mais les mâchoires vous restent et la muqueuse qui les recouvre, devenue dure et presque insensible, permet et supporte parfaitement le détail de la mastication. Ainsi, mangez peu et gardez-vous de manger vite.

J'ai permis à l'âge mûr les alcools et les spiritueux, pris en proportion convenable, à plus forte raison je les permets à la vieillesse. Seulement n'allez pas tomber dans l'erreur de ces ignorants qui, sans manger et de distance en distance, se fouettent le sang avec des petits verres sous prétexte toujours que l'eau-de-vie fortifie. Non seulement l'estomac est faible, mais surtout le cerveau ramolli est impressionnable chez les vieillards, et, pour mon compte, je ne trouve rien de plus nauséabond qu'une belle tête de vieillard éteinte et salie par l'ivresse.

J'ai dit de petits travaux, j'ai voulu dire des travaux proportionnés aux forces de chaque individu: qui veut voyager loin ménage sa monture. On m'objectera que le vieillard, comme l'homme fait, a besoin de travailler pour vivre. Et moi je répondrai qu'il sera bien peu avancé si, pour travailler deux jours avec trop d'ardeur, il est obligé d'arrêter et de se soigner quatre et huit jours.

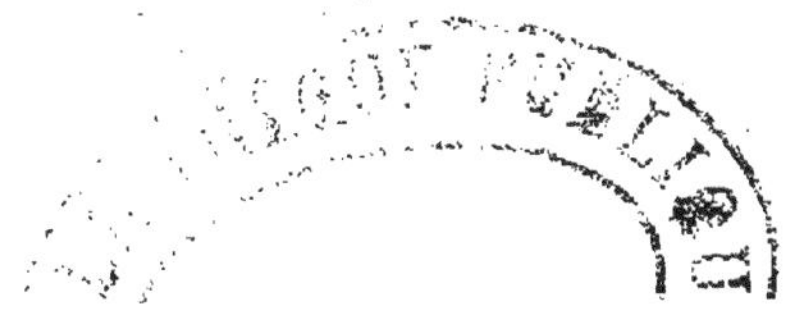

Et puis vous autres, fils robustes et laborieux qui m'écoutez, n'êtes-vous pas là pour soutenir et aider vos vieux parents? Oh! croyez-moi, c'est une dette sacrée à laquelle il faut faire honneur.

Avez-vous travaillé, vous, quand, tout petits encore, vos mères vous berçaient dans leurs bras et passaient pour vous nuits et jours? Avez-vous travaillé, vous, quand vos parents, fiers et heureux de vous élever, se retiraient le pain de la bouche pour vous acheter un habit propre et des souliers tout neufs? — On vous a prêté, mes amis, et la vieillesse de vos parents est l'époque forcée d'un remboursement filial.

Art. II.— *La résignation.*

La résignation est une vertu philosophique et surtout chrétienne, et, en vous l'annonçant, j'ai l'air de vouloir empiéter sur le domaine des orateurs chrétiens qui vous parlent de religion et de morale; il n'en est rien pourtant, la résignation, pour la vieillesse, est de nécessité hygiénique.

Je ne vous ai encore rien dit de l'influence

des passions sur la santé, mais j'imagine que vous apercevez bien tout de suite cette influence. Vous avez vu des gens devenir jaunes comme des citrons dans des accès de colère; vous en avez vu se brûler le tempérament dans la fièvre de l'ambition et se dessécher dans les langueurs du désespoir. Aussi, mes bons amis, la patience est une vertu indispensable à la santé des vieillards.

Il faut qu'ils se *résignent* bien à n'avoir plus la vigueur des années écoulées; il faut même qu'ils se résignent à souffrir: les digestions sont difficiles, lourdes, paresseuses, les jambes vacillantes même quelquefois. Si les vieillards s'en agacent et s'en impatientent, bien loin de les soulager, cette impatience aiguise et par conséquent augmente leurs douleurs, de telle façon qu'ils arrivent dans un cercle vicieux hygiénique. Ils s'impatientent parce qu'ils souffrent, et ils souffrent parce qu'ils s'impatientent. Il n'y a plus de raison pour qu'ils s'arrêtent dans ce déplorable circuit.

Art. III. — *Recours aux conseils.*

Enfin, puisque le vieillard est souvent malade, il doit avoir recours au médecin. Remarquez que je ne vous ai pas parlé de médecin aux autres âges, car nous traitions l'hygiène, et il ne s'agissait que de la santé; mais on a défini la vieillesse une maladie et le médecin lui est nécessaire. J'insiste parce que la crainte de la médecine qui, chez l'enfant, n'est qu'une puérile frayeur, chez l'homme fait une sorte de bravade, devient parfois chez le vieillard un préjugé pernicieux. Il dit et répète chaque jour:

— Mais l'art de guérir est fort problématique et descend tout droit des nuages.

— La médecine est un métier tout comme un autre, un métier de saigner et de purger.

— Mettons métier; vous avez un métier, vous tous, jeunes et vieux; le savez-vous mieux qu'un autre qui ne l'a pas appris? — Et puis, voyons, savez-vous bien ce que c'est qu'un médecin?

Voilà un homme qui a passé cinq ou six ans de sa vie dans des études spéciales, et il y a conquis le titre qui lui sert de consécration. A partir de cette consécration, cet homme-là ne s'appartient plus.

Riches, pauvres, influents, ignorés, peu lui importe, il court à tous ceux qui l'appellent ; — la nuit, le jour, — aux heures qu'il voulait consacrer à l'étude, juste aux moments qu'il comptait donner au repos, on l'appelle, — il faut marcher !

Soldat toujours en guerre contre la souffrance et la destruction, il ferme les yeux sur les dangers des épidémies et sur les déboires de l'ingratitude.

— Mais il pleut, il neige, il fait froid !

Peu lui importe, vous dis-je ; on l'appelle, il doit marcher.

— Mais la nuit est sombre, et puis le pauvre médecin, fatigué de sa journée, aurait dormi de bien bon cœur !

On l'appelle, il doit marcher.

— Mais la maladie est terrible, souvent au-dessus de son art !

Mon Dieu, ne peut-il pas soulager un peu, consoler beaucoup ! encore une fois, on l'appelle, il doit marcher.

Il marche, et le voilà près du malade, qu'il

interroge et qu'il examine. Là, il faut qu'il se tienne calme et qu'il paraisse toujours rassuré. Souvent, son œil a sondé la profondeur d'un abîme entr'ouvert,— point d'effroi, point d'inquiétude. Le pauvre médecin doit sourire pour remonter le moral de son malade.

Souvent, il a lui-même ses chagrins personnels, ses préoccupations intimes. — Silence à tous les soucis quand il entre auprès de celui qui souffre ; — autrement, sur la figure préoccupée de son médecin, le patient croirait lire sa sentence.

Et puis, quand le médecin a fait sa visite, quand il vous a bien examiné, bien consolé, quand il a écrit son ordonnance, il sort, et vous croyez qu'il a fini sa besogne ? Vous, quand vous avez scié et raboté votre planche, quand vous avez taillé votre pierre, quand vous avez cousu votre gilet ou votre pantalon, — tout est terminé pour cet article, et vous n'avez plus à y penser, plus à y réfléchir. Le médecin qui a quitté son malade n'en a pas fini à son sujet ; il faut qu'il y pense mûrement, qu'il étudie, qu'il pèse les modifications vitales constatées.—Voilà pour l'intelligence, voici maintenant pour le cœur.

Le médecin, mes amis, est véritablement l'ami du peuple. Il le connaît, d'abord; il ne l'a point étudié sur quelques échantillons de barrière ou de cabaret; il ne l'a point appris dans les déclamations utopiques des tripoteurs de phrases et des rhéteurs à tant la ligne.

Il l'a vu chez lui, en confidence, en ami véritable. Il a monté quatre, cinq et six étages pour arriver à la chambre modeste de l'ouvrier. Vite on lui a offert la chaise la plus propre ou le simple escabeau de bois; et tout de suite il a semblé que cet étranger était de la famille : on lui a tout dit, tout confié. Il a répondu avec son expérience et avec son cœur. Oh ! croyez-moi, quand un médecin vous parle de son dévouement, lui du moins, c'est sincèrement et à bon escient !

RÉSUMÉ.

Bons vieillards qui souffrez, courage, patience,
Du ciel qui vous éprouve acceptez les desseins ;
L'or s'épure au creuset, l'homme dans la souffrance.
D'ailleurs, appuyez-vous aux bras des médecins.

NEUVIÈME LEÇON.

LES QUATRE SAISONS.

Sommaire.

Hygiène des quatre saisons. — Le printemps, — l'été, — l'automne, — l'hiver.

Mes bons amis,

Je vous ai déjà offert quatre tableaux destinés à meubler le petit appartement de votre mémoire : l'un représentait l'enfance avec son inexpérience et ses exigences hygiéniques ; le second représentait l'adolescence avec ses prétentions ; le troisième, l'âge mûr dans la puissance de la force, le quatrième, enfin, représentait la vieillesse avec ses infirmités et sa résignation nécessaire.

Aujourd'hui, j'ai encore quatre tableaux à vous offrir, mais quatre tableaux si petits, que nous les ferons tenir tous les quatre dans un seul. Ce seront quatre petits sujets réunis dans un même cadre ; et de cette manière, vous les accrocherez plus facilement dans l'un des coins de votre souvenir.

Bien sûr, vous avez vu des peintures, des gravures, des images quelconques qui représentaient à peu près ce que je vais vous dire.

Ici c'était un génie couronné de fleurs, entouré de bosquets en feuilles, foulant aux pieds un gazon émaillé de marguerites ; au bas de l'image, on lisait en grosses lettres : *Le Printemps.*

Là, le même génie était couronné de bluets et d'épis ; il tenait une serpe à la main et se trouvait au milieu d'un champ de blés déjà mûrs : c'était l'*Été.*

Plus loin, enfin, le même génie avait mis des pampres de vigne sur sa tête ; il tenait des raisins, des poires ou des pommes dans ses mains ; il y avait des fruits tout à l'entour de lui : on l'appelait l'*Automne.*

Quant à l'*Hiver,* c'est invariablement un pauvre vieillard à barbe blanche qui tend les mains, d'un air transi, vers trois ou quatre bûches allumées.

Eh bien ! au bas de chacune de ces images je veux mettre un précepte d'hygiène, de telle façon que ma leçon d'aujourd'hui vous rappellera ces marchands qui courent les rues, avec une voiture à bras et le même cri souvent répété. Ce sera une leçon des *quatre saisons.*

§ Ier. *Le Printemps.*

Je ne veux pas vous ennuyer ici par des fadaises poétiques, ni vous étaler les sottises des pastorales et les niaiseries d'une burlesque sentimentalité, mais laissez-moi vous dire franchement, rondement, comme un homme à des hommes : c'est une belle saison que le printemps. Ni vous ni moi n'avons le loisir d'aller en jouir à la campagne ; mais dans nos courses à travers la grande ville, le soleil, le ciel bleu, toute cette atmosphère vivifiante et printanière changent ces courses en promenades.

On tend le dos au soleil et on chemine le long des trottoirs comme les lézards sur une muraille ; puis quand vient un jardin public avec sa verdure, avec ses fleurs, avec ses parfums, oh ! l'œil se repose, les poumons se dilatent, l'âme semble en quelque sorte s'épanouir ; je le répète, c'est une belle saison que le printemps !

C'est une belle saison, oui, mais c'est une

saison dangereuse, et je vous en donnerai une preuve irrécusable, en vous disant que le printemps est une des saisons où les médecins sont le plus occupés; il y a pour cela plusieurs raisons, et je vais vous dire les deux principales.

Sous l'influence printanière, vous voyez les bourgeons des arbres s'ouvrir et donner des feuilles. Toute la végétation entre en rumeur, et l'animalité prend sa bonne part de l'émotion générale. Je vous ai souvent comparé le corps humain à des arbres, à des fleurs, à des fruits, parce que effectivement il existe entre eux des rapports et des ressemblance.

En dehors de la vie intellectuelle et physiologique, il existe une sorte de vie végétative bien connue; vie végétative qui s'exagère chez les idiots, et qui fait que, dans le langage populaire, on compare les imbéciles, à quoi? — à des *melons*.

Eh bien! au milieu de l'expansion printanière, au milieu du travail végétatif de chaque molécule du corps humain, tout, chez l'homme, devient plus impressionnable, plus sensible. — D'une part, les pores de la peau et de la muqueuse sont béants et toujours avides de prendre ; ils aspirent plus facilement ce qui peut se trouver de délétère dans l'atmosphère qui les touche ; de l'autre, les filets nerveux sont surexcités et tendus, et ils vibrent au moindre choc. Aussi chaque saison printanière amène-t-elle avec elle de petites épidémies de grippe, de coqueluche, de rougeole, etc., etc.

En second lieu, — la plupart des hommes sont, au printemps, d'une imprudence qu'il faut bien que je vous dénonce.

Le soleil est chaud, l'heure de midi fait déjà transpirer, et bien vite on proscrit les précautions d'hiver, on se hâte de se dévêtir. Mais faites donc bien attention que les matinées sont fraîches, que les nuits sont froides encore. Le printemps actuel semble avoir voulu, par sa froidure, démontrer jusqu'à l'évidence la vérité de ce que j'avance. En plein mois de mai, nous avons vu geler certaines nuits, et la bise nous souffletait impitoyablement tous les matins.

Je sais bien que d'autres années n'ont point connu cette exagération, mais il s'est toujours passé quelque chose de tout-à-fait analogue.

Un homme qui se dévêtit au printemps me fait l'effet de celui qui, en plein hiver, à dix degrés au-dessous de zéro, se mettrait à bras de chemise dans sa chambre, par la seule raison qu'il vient d'allumer du feu dans sa cheminée.

§ II. *L'Été.*

L'été, c'est une autre affaire, mais aussi ce sont d'autres inconvénients. C'est dans notre grand Paris que cette saison semble rigoureuse. Point d'air, pas d'ombre, pas de fraîcheur! Pour mon compte, quand j'arpente ce pavé brûlant, cet asphalte qui bouillonne; quand je sens les ruisseaux fétides et les allées nauséabondes de certaines maisons, et quand je courbe la tête sous un soleil torride, je le dis en toute sincérité : — J'en ai assez!

J'en ai assez, mais je n'en ai pas trop, et comme cette chaleur mûrit nos fruits, prépare notre pain et fait sortir le raisin de la treille, nous n'avons pas le droit de nous en plaindre.

Nous ne devons pas nous plaindre, mais nous devons faire attention. — Vous savez tous les inconvénients de ce que l'on appelle les coups de soleil; quand ces coups-là tombent sur la tête, ils y déterminent des congestions et des inflammations des plus graves. Évitez donc le trop grand soleil, et gardez-vous de vous y exposer la tête découverte. Ensuite les bains sont nécessaires. L'été, la transpiration de la peau, dont je vous ai parlé dans une autre circonstance, s'accélère et devient sueur. La sueur rend la peau toujours onctueuse, toujours humide, et la poussière des rues, la poussière des ateliers, la poussière des appartements se collent sur cette transpiration et forment avec la sueur un gâchis qu'il faut nettoyer sans cesse.

Aussi, dans les pays chauds, les lois civiles, les lois religieuses même ordonnent des lavages, des ablutions souvent répétées; — ni la constitution ni le catéchisme ne vous les prescrivent, mais l'hygiène vous les ordonne.

§ III. *L'Automne.*

J'arrive à l'automne, et je suis sûr que l'eau va vous en venir à la bouche. Toutes les rues retentissent des *poires!* des *pommes!* des anglaises à quatre pour un sou! et du beau chasselas de Fontainebleau à quelques sous la livre: — quand le raisin passe une des barrières de Paris, viendrait-il de Montrouge ou de Suresne, il prend invariablement le titre de *beau chasselas de Fontainebleau.* — S'il se trouve parmi vous quelques marchands de toutes ces denrées, je les supplie de ne pas prendre mes paroles en mauvaise part; je puis être moqueur avec les insolents; avec vous, je ne puis être que bon camarade. — Je constate un fait et je vous le jette tout cru, parce qu'il m'oblige à vous faire quelques recommandations spéciales.

La saison d'automne, comme la saison de printemps, est sujette à mille variations de température et réclame encore une grande sagesse dans la manière de se vêtir; mais ce n'est pas là qu'est le véritable danger.

C'est dans ces poires, dans ces pommes, dans ce beau raisin de Fontainebleau dont je vous parlais tout à l'heure; non-seulement vous en mangez, mais vous en mangez en quantité tellement exagérée, qu'alors surviennent les gastrites, les dyssenteries et toutes les maladies possibles du tube digestif.

Mes bons amis, vous ne vous nourririez pas exclusivement, j'en suis sûr, de vinaigre et de cornichons; vous n'en laisseriez pas manger à satiété à vos femmes, à vos enfants. Les fruits verts, vous le savez du reste, contiennent un acide analogue au vinaigre, qui, mis en quantité dans le tube digestif, l'irrite et amène à de fréquentes indigestions; — méfiez-vous donc des fruits verts.

Je sais très-bien que cela ne coûte pas cher et aiguise agréablement l'appétit, mais songez donc que si vous aiguisiez votre couteau tous les jours, si vous l'aiguisiez deux ou trois fois par jour, il ne vous en resterait plus bientôt que le manche. — Vous seriez bien lotis avec un manche de couteau dans votre poche, comme vous seriez bien avancés avec de bonnes dents, un palais aiguillonné et un estomac tout en ruine!

Ce n'est pas tout. La saison d'automne est le temps des brouillards, le temps surtout des pluies incessantes, de ces petites pluies fines qui semblent pénétrer jusqu'à la moelle des os et rendent si tristes, qu'elles donnent envie de pleurer. Or, vous n'êtes pas forts sur le chapitre des parapluies et vous dédaignez le rifflard.

— Le soldat se fait bien mouiller, dites-vous; pourquoi n'aurions-nous pas le même courage ?

Oui, mais le soldat est chaudement vêtu, il a un corps-de-garde où il se sèche, et vous, quand vous arrivez trempés à votre travail, vous mettez une espèce de gloriole à n'y point faire attention.

Vous avez tort, grand tort, et vous récoltez pour punition des rhumatismes, des hypertrophies de cœur, des maux de gorge et autres maladies que ne peuvent conjurer ni le verre de vin ni le petit verre, autrement dit, ni le *canon* ni la *tournée*. Ayez l'humilité de prendre un parapluie quand il pleut, et la précaution de vous changer quand vous êtes par trop mouillés.

§ IV. *L'Hiver*.

Enfin, voici venir le bonhomme hiver avec le teint blême, le dos courbé et son allure de juif errant ! Seulement, il n'a pas cinq sous dans sa poche. Il vous apporte, à la place, le vent, la neige, la glace, le dégel et la boue : c'est un triste cadeau ; mais on s'y attend, et l'on s'y conforme, c'est-à-dire qu'il est des précautions nécessaires pour bien supporter sa visite.

Certes, je ne vais point vous prescrire des paletots bien ouatés, des voies de bois coûtant 40 francs et de somptueux calorifères, — mais je vous dirai que, sous prétexte de ne point laisser le froid chez vous, vous ne donnez point assez d'air à vos chambres. — Je vous dirai que quelques uns de vous ont des poêles, des poêles de fonte surtout, qu'ils poussent souvent outre mesure, et qu'en entrant chez eux, je me suis demandé comment il n'arrivait pas plus d'inflammations cérébrales, plus d'attaques d'apoplexie !

Notez encore que c'est le moyen de prendre froid en sortant et de ramasser des fluxions de poitrine, des catharres bronchiques ou pour le moins des rhumes affreux qui vous ébranlent le corps et la santé.

Que faire donc quand on a trop froid ?

On m'a conté, quand j'étais enfant, l'histoire d'un homme qui était parvenu à se chauffer tout l'hiver avec une seule bûche, et qui la possédait encore au bout de son hiver. Cet ingénieux particulier demeurait au quatrième étage, dans une rue peu fréquentée. Dès que le froid se faisait sentir, il ouvrait sa fenêtre toute grande, et puis il jetait sa bûche dans la rue ; vite, et dans la crainte qu'un passant ne la ramassât, il descendait son escalier quatre à quatre. — Cordon, s'il vous plaît ! Il allait reprendre sa bûche, la remontait paternellement dans ses deux bras, la jetait de nouveau et se dépêchait de courir la chercher pour la rejeter encore. — C'était fort désagréable pour son portier.

Vous comprenez qu'au bout de quelques voyages notre homme était en transpiration ; alors il fermait sa fenêtre jusqu'à ce que sa chaleur vitale fût dépensée ; dès qu'il se sentait froid, il recommençait le même manége !

Je vous donne cette histoire pour ce qu'elle vaut, c'est-à-dire pour un conte d'enfant ou pour une facétie d'écolier ; mais j'en veux tirer une conclusion pratique, c'est que la meilleure manière de se réchauffer en hiver, c'est de dépenser de l'activité et de prendre un fougueux exercice.

Je terminerai par une petite réflexion philosophique.

Des saisons dont je viens de vous parler,

les plus séduisantes, les plus agréables, sont précisément les plus dangereuses : c'est le printemps avec ses fleurs et l'automne avec ses fruits. Pourquoi ? parce qu'elles ne sont pas franches dans leur température : tantôt froides, tantôt chaudes, on ne sait jamais avec elles à quoi sûrement s'en tenir. Au contraire, l'été avec sa brutale chaleur, l'hiver avec ses brusques frimas, sont en général mieux supportés.

Eh bien, je me disais : Les hommes sont comme les saisons ; on rencontre sur le grand chemin de la vie des gens dont l'abord est séduisant, le ton mielleux et la parole onctueuse ; ces gens-là vous disent :

Les peuples sont pour nous des frères,

et ils s'inquiètent peu de la misère et des souffrances de leurs voisins.

Il en est d'autres, au contraire, brusques, raides, secs, qui peuvent avoir des rides sur le visage, mais qui n'ont pas de pli au cœur. Ceux-là, mes amis, sont bien préférables aux premiers : mieux vaut cent fois un conseiller bourru qu'un hypocrite et séduisant flatteur.

Mon quatrain d'aujourd'hui sera bien loin

d'être poétique, mais il aura du moins le petit mérite de contenir en substance ma leçon tout entière.

RÉSUMÉ.

Messieurs, chaque saison a sa loi nécessaire :
Il faut dans le printemps redouter l'atmosphère,
Se baigner en été, marcher vite en hiver,
Et dans l'automne enfin craindre le fruit trop vert.

DIXIÈME LEÇON.

LES PROFESSIONS.

Sommaire.

Hygiène des professions. — Choix d'un état. — Nécessité de l'exercice physique pour les professions sédentaires, — pour les travaux manuels. — Le vin, — la ceinture, — les lunettes, — la propreté.

Mes amis,

Encore une petite leçon d'hygiène, et nous en aurons fini avec cette matière. — L'hygiène privée, la seule dont nous avons à nous occuper, étudie tous les aliments connus, les analyse, distingue leurs qualités échauffantes ou rafraîchissantes, dose leurs différents degrés nutritifs et signale leurs avantages et leurs inconvénients. — Mais à quoi bon nous arrêter à un aussi minutieux examen? Vous mangez ce que vous pouvez, ce que vous avez : et fort heureusement la Providence a donné à la plupart d'entre vous des estomacs vigoureux et résistants. — Ainsi, laissons vos ménagères vous préparer votre repas, nous n'irons point au marché avec elles.

L'hygiène privée examine encore les habitations, les climats, l'influence des corps célestes sur la santé. Mais vous vous logez dans des maisons que vous n'avez pas bâties. L'Assemblée nationale, du reste, vient de défendre par une loi spéciale les logements insalubres. Quant aux corps célestes, je me garderais bien de les aborder, j'aurais trop peur de me perdre dans la lune.

Sans doute, la plupart d'entre vous ont assisté à ces dîners d'amis dans lesquels on se réunit pour fêter un mariage, un baptême, un bonheur quelconque ; chacun s'y rend avec sa toilette faite, sa gaîté au visage et l'estomac affriandé.

On se réunit d'abord dans une pièce d'attente. Là, on cause fraternellement, jusqu'à ce qu'une voix joyeuse vienne donner le signal de la fête en annonçant le dîner servi. Soudain, la salle du festin est envahie, et chacun y prend une place. Il est évident que, bien qu'assis à la même table, tout le monde n'est pas aussi bien placé : les uns sont auprès du maître, qui découpe et qui les soigne; les autres sont tout au bout de la table, et sont quelquefois oubliés. Souvent les gens frileux se trouvent auprès d'une porte qui, toutes les fois qu'elle est ouverte, leur envoie ses vents coulis. Mais qu'importe, le repas commence, et dans le plaisir général, les sacrifiés oublient tous ces petits inconvénients.

Mes bons amis, il doit en être ainsi au grand banquet de l'existence : il arrive un moment où la destinée, comme un amphitryon, nous convie tous au festin de la vie sociale ! — En place ! en place ! nous crie-t-elle, et il faut que chacun se presse et cherche un petit coin pour se caser. Pour vous parler sans figure, il arrive un moment solennel où chacun de nous doit choisir une profession.

Certes, toutes les professions ne se ressemblent pas ; il y en a d'élevées, il y en a de moyennes ; enfin, il y en a d'excessivement modestes; mais vous l'avez compris tout à l'heure, *tout le monde ne peut pas être assis au milieu de la table.*

Nous sommes tous les membres d'une immense famille ; or, vous savez que dans toute famille il y a des petits et des grands ; les occupations des plus jeunes ne peuvent être celles des aînés.

Au reste, toutes les professions s'enchaînent, toutes ont besoin les unes des autres, toutes sont honorables et respectables, et vous connaissez cet axiôme populaire : *Il n'y a pas de sots métiers,* il n'y a que de sottes gens !

Pour mon compte, j'estime autant l'artisan avec sa blouse que le banquier avec son habit ; j'admets avec l'Evangile l'égalité et la fraternité de tous, mais je ne veux pas que, sous le prétexte que nous sommes tous égaux, que l'on a droit à ma place, on veuille me grimper sur les épaules ou l'on me prenne pour un tabouret.

Cela bien entendu, bien compris, je m'occuperai, dans cette leçon, des soins hygiéniques nécessaires aux diverses professions, c'est-à-dire que, laissant de côté les généralités d'alimentation et de régime, je mentionnerai quelques recommandations spéciales à chaque état en particulier. Je diviserai ma leçon en trois petits articles : dans le premier, je vous parlerai du choix de la profession; dans le second, je vous dirai quelques mots des professions intellectuelles; dans le troisième, enfin, et c'est là que je m'arrêterai davantage, je m'occuperai des professions manuelles.

§ I. *Choix d'un état.*

C'est une chose bien importante que le choix d'une profession. Nos moralistes ont écrit là dessus de gros et de bons livres; la religion vous en instruit chaque jour, avec sa maternelle éloquence,—moi je ne veux considérer cette question que sous le point de vue hygiénique.

Nous sommes, en général, pour notre famille, pour nos enfants, d'un aveuglement et d'une ambition malheureuse; certainement, c'est un sentiment bien respectable que l'amour paternel et maternel, mais quand il tombe dans l'exagération, il a les inconvénients de tout ce qui est excès.

Nous regardons nos marmots comme des merveilles; à peine savent-ils lire et compter, que nous les prenons pour des savants. S'ils charbonnent quelques figures passables sur le papier ou sur les murailles, nous entrevoyons pour eux la gloire et les succès d'un éminent artiste; s'ils parlent sans trop balbutier, nous leur prédisons beaucoup d'éloquence, mais surtout nous voulons toujours qu'ils deviennent plus que nous.

L'artisan rêve pour son fils, non pas seulement la considération et la fortune, mais les niaiseries du fashionnable et le rôle du beau monsieur. Le négociant prétend que le sien devienne millionnaire; l'homme d'Etat veut que son rejeton soit ministre! — Je sais qu'il est des intelligences d'élite qui, des derniers rangs de la société, soulevant tout un monde d'obstacles, arrivent à de grandes réputations; mais dites-le-moi bien franchement, n'est-ce pas l'exception? et, à côté de ces rares réussites, voyez que de mécomptes, que de tristes revers!

Vous songez à la gloire, à la position sociale de vos enfants, mais c'est à leur santé que vous devriez songer davantage.

L'heure de choisir une profession vient à sonner, vous êtes là près de votre enfant, et c'est votre bras qui lui sert d'appui pour l'aider à sauter hors de sa sphère. L'y voilà.

Vous êtes ouvrier, vous, artisan, manœuvre, peu importe, je vous l'ai dit, il n'y a pas de sot métier; mais vous avez voulu que votre fils prît un état libéral. Il l'a pris; il porte un habit ou un paletot; pauvre garçon! Il se redresse d'abord, car il se croit quelque chose, Mais à peine a-t-il fait quelques pas, qu'il trouve la route bien maussade, point de soutien, c'est-à-dire point de compères, point de protecteur qui ait intérêt à le pousser, et le voilà qui végète et qui se prend à regretter la blouse paternelle; mais il a fait quelques pas, il n'ose point encore reculer et il avance. Alors, misère sur misère; pas de succès, pas d'argent! Sur la même route que lui le coudoient des gens à meilleure chance : nom vanté, travaux achetés, protections puissantes, en sorte que le malheureux jeune homme sent quelque chose qui le mord au cœur : c'est l'envie! la jalousie! le découragement!

Sous cette influence, son appétit s'en va, ses forces se dépensent. Son cerveau, devenu creux et chauffé par les injustices humaines, entre dans une ébullition déplorable. Bien heureux êtes-vous encore quand il ne meurt pas à la peine, ou que, poussé par le désespoir, il ne se précipite pas dans l'abîme du suicide !

Chacun son rang, mes bons amis, chacun sa place, chacun la profession que le ciel nous indique par cet écriteau mystérieux qu'on appelle la naissance.

Tenez, — vous savez que j'aime les comparaisons, — je voyais, l'autre jour, sur les boulevards, défiler un de nos régiments de ligne ; j'ai vu des soldats en Suisse, en Savoie et en Italie, je ne parle pas des Anglais, leurs troupes sont peu nombreuses d'abord, et les soldats défilent un à un, l'un derrière l'autre, comme une longue rangée d'oignons, eh bien ! j'aime à vous le dire, parce que je suis persuadé de remuer dans vos cœurs une fibre française, c'était avec un orgueil tout patriotique que je voyais défiler nos soldats à nous : chaque compagnie marchait alignée, droite, unie comme un seul homme, et la musique militaire aidant, je sentais mon cœur bondir de vanité et mes yeux se dilater d'admiration.

Certes, s'il n'y avait eu là ni obéissance ni

discipline, si le troisième rang, jaloux du second, si le second, envieux du premier, avaient voulu prendre l'avance et marcher sur la même ligne, que de désordre j'aurais vu dans ce défilé!

C'est le malheur de notre siècle, chacun veut être au premier rang; quelquefois la tranquillité publique en souffre, mais notre santé, la santé de nos familles en souffre bien davantage.

§ II. *Travaux intellectuels, professions sédentaires.*

Chez les hommes qui s'adonnent aux travaux intellectuels et chez ceux qui exercent une profession sédentaire, les digestions sont difficiles et lentes. Pourquoi? parce que la vie sédentaire ralentit et affaiblit tous les mouvements des organes; puis il survient pendant le travail de l'intelligence une concentration cérébrale analogue à la concentration vitale déterminée par la digestion. Vous savez que, lorsque vous digérez un bon repas, non seulement les forces vitales, mais la chaleur naturelle s'accumulent et se concentrent vers l'estomac; quand nous travaillons de tête, une semblable concentration s'exécute, non plus sur l'estomac, mais vers le cerveau ; de là des maux de tête et une effervescence générale.

Que faire donc? D'abord se garder des échauffants, des excitants qui stimulent encore le cerveau, et puis surtout prendre de l'exercice. L'exercice physique, en remettant partout le sang en circulation, opère un mouvement d'expansion qui combat efficacement l'effet concentrateur du travail intellectuel.

Je pense qu'il est inutile de distinguer ici l'exercice actif de l'exercice passif ; l'exercice actif, c'est-à-dire celui que l'on prend soi-même dans une promenade ou dans des travaux manuels, dans les distractions de l'escrime ou du jardinage ; l'exercice passif, c'est-à-dire l'exercice communiqué par le cheval ou par la voiture ; mais ce qu'il m'importe de vous enseigner, c'est le moment précis où cet exercice devient le plus salutaire : la voix publique et la plupart des médecins, la plupart même de tous les traités d'hygiène conseillent de prendre l'exercice immédiatement *après* le repas, et moi je vous dirai, en rappelant une plaisanterie de Molière : Nous avons changé tout cela ; — quand je dis nous, il faut tout de suite que je vous cite mon auteur, car on pourrait m'accuser de me charger de reliques ; je tiens le précepte que je vais vous donner de M. Récamier.

L'exercice doit se prendre immédiatement avant le repas ; effectivement, je vous l'ai dit tout à l'heure, l'exercice physique a un effet d'expansion salutaire, il remet tout en ordre dans l'économie vitale ; bien plus, en fouettant la circulation, il nous prédispose admirablement au grand acte de la digestion. Or, quelle est la fonction la plus importante pour l'homme animal, l'homme qui veut vivre et se bien porter, c'est évidemment la fonction réparatrice de l'alimentation. Aussi, après nous y être préparés par un sage exercice, après l'avoir remplie, cette fonction, il faut bien prendre garde que rien ne l'arrête, que rien ne la trouble, — il faut immédiatement, après avoir mangé, éviter autant que possible toute fatigue intellectuelle et physique.

§ III. *Travaux manuels.*

J'arrive aux professions manuelles, à l'hygiène de l'artisan. J'ai déjà indiqué, dans mes leçons précédentes, la nécessité d'un régime alimentaire régulier, les dangers des excès, des coups de soleil et des sueurs rentrées, et la nécessité de se préserver par des vêtements pris à propos contre les variations atmosphériques et les intempéries des saisons. Je n'y reviendrai donc point si ce n'est pour vous rappeler que, dans tout commerce profitable, les recettes doivent toujours dépasser les dépenses, ce qui veut dire que, lorsqu'on veut payer de force, il faut s'en procurer par une alimentation proportionnée.—Oh ! ce ne sont point des poulets rôtis ou des dindes truffées que je veux vous prescrire, mais c'est du bon bouillon, du bon gros pain, des viandes fortifiantes, des légumes farineux ou autres. Enfin, je veux un peu de vin, remarquez bien que je dis un peu, car il faut se rappeler ces deux axiômes, qui sont ici parfaitement applicables : Usez, mais n'abusez pas. En faut, mais pas trop n'en faut !

Je parcourais dernièrement un ouvrage des plus intéressants, que je vous recommande, c'est la relation d'une visite faite au bagne, une visite faite par ces hommes de Dieu que l'on croit mépriser en les appelant jésuites, une visite de ces robes noires que nous calomnions, nous, et que les sauvages accueillent avec enthousiasme en les appelant les hommes de la prière et du pardon, eh bien, j'y lisais que pour ces malheureux forçats, qui sont bien coupables, c'est vrai, — je ne veux pas les poétiser, — pour ces malheureux qu'on nourrit de soupe et de fécule, la ration de vin est le soutien le plus efficace. Dieu me garde de vouloir faire entre le manœuvre et le forçat une comparaison injurieuse, mais, enfin, les uns et les autres travaillent physiquement et dépensent leurs forces à la besogne de chaque jour. Si le vin est si efficace au bagne, il le sera bien davantage au chantier. Mais, encore une fois, point d'excès. L'ivrognerie, loin de donner des forces, en ôte trop évidemment pour que j'aie besoin de le démontrer. Je sais bien qu'il est des estomacs qui digèrent le vin fort mal, eh bien, ceux-là doivent s'en passer, il n'y a pas de règle sans exception.

En second lieu, pour la plupart des artisans, je veux une ceinture abdominale, une toile, une sangle, un bon morceau de laine; enfin un soutien quelconque.

Analysez ce qui se passe quand vous faites un effort pour pousser ou soulever un fardeau. Quand vous allez user de toute votre force musculaire, de toute votre vigueur, la paroi du ventre est poussée en avant, pourquoi? parce que, entre la poitrine et le ventre, il existe une séparation musculaire formée par une toile charnue, disposée horizontalement et que l'on appelle diaphragme. Or, quand vous voulez appuyer sur quelque chose, quand vous portez un certain poids, quand de tout votre corps vous faites une espèce de levier musculaire, votre respiration se suspend et le levier prend son point d'appui précisément sur le muscle diaphragme, qui se trouve refoulé dans le ventre. Alors la capacité du ventre se rétrécit, tous les viscères qu'il renferme vont presser contre la paroi et la tendent; une ceinture aidera la paroi du ventre à résister à cette pression.

Pour ne point vouloir de ceinture, vous trouvez un grand nombre de manœuvres qui sont atteints de hernie, ce que vous appelez des descentes; ou si la paroi abdominale reste intacte, elle se distend outre mesure, et les organes qui sont dans le ventre, balottant dans une boîte devenue trop grande, s'irritent, s'enflamment et s'altèrent.

La ceinture doit tout simplement soutenir le ventre, mais ne pas l'écraser. — Il ne faut point arracher le nez d'un enfant pour l'empêcher d'être morveux.

En troisième lieu, il est des professions manuelles qui exposent ceux qui s'y livrent à des poussières métalliques ou autres plus ou moins dangereuses; à celles-là je recommanderai une paire de lunettes.

Mes bons amis, vos yeux doivent vous être chers, chacun y tient d'abord, et il est un vieux proverbe qui le prouve en disant : J'y tiens comme à la prunelle de mes yeux. Eh bien, dussiez-vous faire rire vos camarades, vous, cantonniers, plâtriers, broyeurs, vous surtout qui travaillez aux métaux, mettez devant vos yeux des verres qui leur servent de bouclier et d'abri.

Je me hâte, car cette leçon a déjà passé nos limites ordinaires. Je ne veux point finir sans vous rappeler ce que je vous ai dit en vous parlant de l'enfance, des soins de propreté qui sont indispensables à notre peau ; pour vous surtout qui maniez si souvent des matières nuisibles à la santé, courez souvent à la pompe ou à la fontaine, lavez-vous les mains dès que vous sortez de l'atelier ; si tous les ouvriers prenaient une précaution aussi simple, nous aurions bien moins d'accidents à déplorer et bien moins de maladies à combattre.

Je me résume comme à l'ordinaire.

RÉSUMÉ.

Au sédentaire il faut très peu de nourriture,
Un instant d'exercice avant chaque repas.
A l'artisan, j'ordonne une bonne ceinture
Et puis du vin... pourvu qu'il ne s'enivre pas!

ONZIÈME LEÇON.

Sommaire.

De la vertu hygiénique. — L'histoire de Maître Jacques.—Napoléon et Corvisart.—Du courage ! Gare à l'ennemi.

Mes chers amis,

J'ai terminé mon cours d'hygiène; vous avez dû remarquer que si je ne cherchais point à vous donner quelque chose de complet, j'ai tâché du moins de ne rien oublier qui vous soit utile, et je me suis occupé de tout ce qui m'a semblé pour vous spécialement pratique. J'ai choisi, au milieu des conseils que nos auteurs accumulent sur cette matière, les prescriptions dont l'observation m'a paru importante et facile. J'ai adapté mes recommandations aux positions financières les plus modestes. Je n'ai plus qu'une chose à vous demander, c'est l'obéissance. Aussi ma leçon d'aujourd'hui aura peut-être un petit goût de sermon et de prédication dont je vous préviens sans inquiétude, sûr d'avance de votre indulgence et de votre bienveillante attention.

L'hygiène, je vous l'ai dit déjà, est la sœur de la morale; elles ont donc l'une et l'autre des ressemblances, un air de famille; elles se touchent par un bon nombre de prescriptions. Ce sont deux reines jumelles, qui habitent deux palais contigus, et ces palais sont séparés par un petit mur mitoyen. Aussi, sans aller chez la morale, je me crois en droit d'examiner avec vous la propriété qui lui est commune avec l'hygiène, et je viens tout simplement vous prêcher la vertu.

La vertu! mot commun, chose difficile, mot prodigué à outrance, comme les mots d'honneur et d'amitié, mais au sujet duquel on peut dire, avec le bonhomme Lafontaine :

« Rien n'est si commun que le nom,
» Rien n'est si rare que la chose. »

Sous le rapport hygiénique, la vertu consiste en deux points importants : le bon exemple d'une part et le courage de l'autre.

Le bon exemple à donner est surtout nécessaire à ceux d'entre vous que la Providence a faits pères de famille, ou qui ont acquis sur ceux qui les entourent une autorité qui a ses agréments, ses plaisirs, mais aussi ses devoirs. Je pourrais vous faire là-dessus des phrases à perte d'haleine. Je pourrais entasser tous les raisonnements de la logique, toutes les démonstrations de la sagesse. — J'aime mieux vous raconter une petite histoire.

Un bon et digne médecin, que nous appellerons simplement *le Docteur*, donnait des soins à la famille d'un ouvrier que nous appellerons *maître Jacques* : maître Jacques, parce qu'il est inutile que je vous dise son véritable nom, et que cet homme, habile à tout ce qu'il voulait entreprendre, était le type parfait de ce qu'on nomme un maître Jacques dans le langage de la conversation.

Jacques avait une femme et deux enfants : un fils de quinze à seize ans, et une petite fille de cinq à six.

Je vous ai dit qu'il était intelligent, c'était un espèce de diamant brute, incrusté dans le fer d'une position modeste et que n'avaient poli ni les frottements de l'éducation, ni le travail d'une instruction sagement dirigée ; aussi avait-il des défauts qu'il est nécessaire de mentionner. Ainsi, il n'était pas parfaitement propre. — Je ne veux point parler de ses habits, car je vous en fais l'aveu sincère, j'aime la blouse et le pantalon de toile ; — mais Jacques ne se lavait pas tous les jours. Et puis... il évitait l'eau dans son vin bien plus encore que sur sa peau ; il avait même une petite passion pour le canon et la tournée !

Du reste, bon père de famille, il aimait sa femme et ses enfants, et il était souffrant de leurs souffrances, malade de leurs maladies.

Le docteur aimait maître Jacques, — on s'attache si facilement aux hommes de cœur, et il l'employait de préférence aux autres, pour tous les travaux manuels de la maison.

C'est qu'à l'intelligence et aux défauts que je vous ai signalés, Jacques joignait des qualités réelles. Franc jusqu'à la brutalité, naïf jusqu'à l'impolitesse, il était dévoué jusqu'à l'héroïsme, et se serait fait tuer pour un bienfaiteur !

Quand par hasard chômait la clientèle, la récréation du médecin était d'aller causer avec Jacques, tandis qu'il faisait sa besogne, et il utilisait ces entretiens en y faufilant quelques conseils.

— Jacques, il faut tenir votre petite fille

bien proprement, la faire bien laver tous les jours, l'envoyer à la promenade, ou tout au moins dans la rue prendre des bons bains d'air et de soleil.

— Oui, monsieur le docteur.

— Jacques, vous avez tort de laisser votre garçon s'en aller aussi souvent au cabaret ; il faut lui défendre les excès ; les excès de tabac, les excès de travail même.

— Oui, oui, monsieur le docteur.

— Mon bon Jacques, veillez donc à ce que votre femme mange à heures fixes et dorme ce qu'elle a besoin !

— Soyez tranquille, monsieur le docteur.

Mais voilà que la femme devint souffreteuse, le garçon mal portant et la petite fille malade. Alors Jacques arriva chez le docteur, et c'était pitié de voir sa figure triste et deux larmes qui tremblotaient derrière les paupières de l'ouvrier.

Le docteur para d'abord aux accidents, donna une ordonnance à exécuter, et puis il fit à Jacques un petit sermon de circonstance.

— Vous ne prenez assez de précautions ni les uns ni les autres; vous devriez prêcher d'exemple, vous!

— Moi, monsieur le docteur! je suis fort, je suis robuste; je leur ai transmis tous vos conseils à eux, mais je n'en puis rien obtenir.

— Encore une fois, vous devriez les prêcher d'exemple.

— Mais je vous dis que pour moi les précautions sont inutiles!

Le docteur se mit à bâiller pour toute réplique. Jacques, interloqué, le regarda et fut sur le point d'en faire autant. Pourtant il poursuivit :

— Voyez-vous, je suis de fer, moi, bon pied, bon œil, dur à tout. Je me mets en quatre pour gagner l'argent nécessaire au ménage... Je suis heureux quand ils sont tous bien portants, mais quand ils sont malades... oh! quand ils sont malades!...

Et le pauvre homme, sans achever, donna un grand coup de poing à sa casquette, qui était cependant bien innocente.

Le docteur, au lieu de répondre, bâilla à se démettre la mâchoire. Jacques fut obligé de mettre la main devant sa bouche pour s'empêcher de l'imiter. Alors le médecin rebâilla de plus belle, et Jacques, n'y pouvant plus tenir, se mit à bâiller comme lui.

— Eh bien, vous bâillez ! s'exclama le docteur.

— Oui... monsieur... Pardon... mais c'est que....

— C'est que j'ai bâillé, n'est-ce pas ? c'est que vous n'avez pu résister à la contagion d'un pareil exemple ; c'est que, machinalement, forcément, tyranniquement, vous avez été contraint de m'imiter... Ne niez donc pas l'importance du bon exemple hygiénique. Lavez-vous tous les matins, et votre femme lavera votre petite fille tous les jours. Ne rentrez jamais chez vous, *vent dessus, vent dedans*, et votre fils n'ira pas si souvent au cabaret. Mangez vous-même à heures fixes, et votre femme aura un régime alimentaire régulier.

Mes amis, vous comprenez tous la morale d'une pareille histoire ; vous comprenez tous, j'en suis sûr, les conséquences qu'il en faut déduire, et je laisse à votre sagacité le soin d'en faire une sage et utile application.

Je le sais fort bien, ce bon exemple à donner coûte des efforts, oblige à des sacrifices. C'est pourquoi, je vous l'ai dit en commençant, il faut du courage pour se bien porter. Notre santé est environnée d'ennemis, contre lesquels il est urgent de la défendre sans cesse. Et puisque vous avez bien écouté ma première histoire, je vais vous en raconter une seconde.

Un homme dont le nom est devenu synonyme de conquête, car il sut dépasser en vaillance les plus grands généraux de l'antiquité, — Napoléon ! — était d'une sobriété désespérante pour les mangeurs qu'il admettait à sa table.

Un plat, deux tout au plus, une demi-bouteille de vin, et le repas était complet. — C'était l'affaire de quinze à vingt minutes. Aussi M. Carême, l'historien de la cuisine, — un drôle de nom pour une semblable profession, — M. Carême, qui a écrit cinq gros volumes in-8o sur l'art de manger, ne pouvait-il entendre l'éloge de Napoléon sans se révolter, et c'était la bouche grimaçante, la figure dédaigneuse, qu'il répondait aux admirateurs du grand homme :

— Napoléon !... je l'ai vu déjeuner vingt fois avec des haricots blancs à l'huile !!

Un jour, Napoléon avait mandé son conseil, et plusieurs des personnages qu'il attendait n'arrivaient pas. L'un avait la fièvre, l'autre avait la goutte, un troisième — c'est l'histoire du temps qui le rapporte — soignait une indigestion qu'il avait gagnée en mangeant des croutes de pâtés.

Corvisart, le médecin de tous ces hauts dignitaires, arriva chez Napoléon avec son regard fin, sa démarche de bonhomme et son habit vert devenu proverbial; il apportait toutes les excuses de ses malades. Napoléon le laissa dire, et puis, croisant ses bras sur sa large poitrine, hochant cette tête carrée marquée au sceau du génie :

— Savez-vous bien ce que tout cela prouve, docteur? lui dit-il; c'est qu'il y a quelque chose de plus difficile que le courage militaire, quelque chose de plus difficile que le courage politique : c'est le courage hygiénique !

Et cependant, mes bons amis, c'est ce courage que je viens vous demander à tous, c'est ce courage qui nous est indispensable. Effectivement, tout le monde n'a pas besoin du courage militaire, bien peu ont besoin du courage politique; mais chacun de nous a besoin du courage nécessaire pour conserver sa santé: la santé, bien si précieux qu'elle vaut mieux que toutes les fortunes; la santé, le patrimoine de vos enfants; la santé, source de prospérité et de bonheur, splendide récompense de l'homme sage et tempérant!

Je vous le répète : notre santé est environnée d'ennemis contre lesquels nous devons la défendre avec énergie. Soyons hommes, mes bons amis; — nous, les fils de cette grande nation dont le courage est reconnu par l'univers entier, soyons dignes du sang qui coule dans nos veines et fuyons comme un opprobre tout ce qui, de près ou de loin, ressemblerait à une lâcheté.

Il est bien vrai que c'est un courage difficile que je vous demande. C'est en quelque sorte un courage négatif, le courage de s'abstenir; le courage d'une sentinelle qui garde le camp, tandis que les autres vont à la mêlée; enfin, non seulement un courage de tous les jours, mais un courage de tous les instants. — Ce courage-là constitue véritablement *la force*, autrement dit la vertu; mais je vous l'ai dit en commençant, la vertu est nécessaire à qui veut garder sa santé.— Tenez, réfléchissez-y bien.

Quand vous reculez devant certaines précautions à prendre : — l'air dans vos logements, la flanelle sur la peau pour ceux qui transpirent, les chaussons de laine pour certains tempéraments ! — vous reculez, vous fuyez devant l'ennemi !

Quand vous riez de la nécessité d'un régime alimentaire régulier ; du besoin réel d'un sommeil suffisant ; de l'obligation de lavages réitérés, — vous rendez les armes à l'ennemi.

Enfin, quand, malgré les avertissements de votre expérience, malgré les conseils de gens instruits sur le sujet, — vous vous exposez aux courants d'air, vous mangez un fruit vert qui vous fait mal, des aliments salés qui vous blessent l'estomac ; quand, tenté par l'offre d'un camarade, vous ne savez pas triompher d'un petit verre ou d'une bouteille de vin, au moment où tout cela doit vous être nuisible, — oh ! alors, vous passez à l'ennemi.

Vous passez à l'ennemi et vous êtes les victimes !

RÉSUMÉ.

L'enfant imite tout, il observe, il contemple,
C'est pourquoi les parents doivent prêcher d'exemple.
Soyez sobres, rangés, vos enfants le seront,
Soignez-vous, ils se soigneront.

TROISIÈME PARTIE.

—

MÉDECINE QUOTIDIENNE.

DOUZIÈME LEÇON.

SOINS DES MALADES.

Sommaire.

Nécessité de l'hôpital dans certains cas. — Rôle des garde-malades. Manière de faire le lit. — Cataplasmes. — Fomentations. — Feuilles de choux. — Boissons : infusions, macérations, décoctions. — Dérivatifs : sinapismes, ventouses, vésicatoires.

Mes amis,

Jusqu'ici nous avons considéré l'homme en santé, c'est-à-dire avec l'exercice libre et parfait des différents organes qui le composent, l'homme jouissant avec bonheur de l'harmonie si douce de toutes ses fonctions animales. — Mais un jour il arrive que l'une de ces fonctions s'arrête ou s'accélère, l'ordre est rompu, la vie s'émeut, une révolution éclate : c'est le signal d'une maladie.

La maladie ! c'est là vraiment un des grands maux d'ici-bas ; — elle entrave tout : gaieté, travail, fortune, espérance ; — la vie devient une déception amère, l'âme s'imprègne de découragement, tandis que le corps s'use et se tort dans la douleur.

Il est bon nombre de maladies qui sont dues à des imprudences, des maladies dont on connaît les causes et la raison ; mais il en est un grand nombre qui nous tombent comme une tuile sur la tête, qui nous frappent comme la foudre, qui surviennent sans causes connues. L'homme alors doit courber le front, se soumettre, se résigner, se soigner ; et plus tard, le beau temps succède aux orages, les souffrances disparaissent, et l'espoir, comme un soleil radieux, illumine la guérison.

Je dis qu'il faut se soumettre et se soigner. Vous connaissez le vieux proverbe : — Aide-toi, le ciel t'aidera !

ARTICLE PREMIER. — *Nécessité de l'hôpital dans certains cas.*

Tout d'abord je dois traiter une question triste et délicate. Je veux parler de l'hôpital. L'hôpital, mot sinistre qui fait trembler d'effroi bien des gens qui le prononcent ; l'hôpital, que l'on regarde généralement comme la conclusion de la misère, comme le partage honteux de la pauvreté.

Mes bons amis, sachez-le bien, il n'y a point de déshonneur à être pauvre, car si l'indigence est parfois la punition d'une mauvaise conduite, elle est bien plus souvent le résultat de malheurs imprévus.

Eh bien! l'hôpital est pour l'indigence une compensation, un asile avouable. Je vais plus loin : pour les célibataires, pour les gens qui vivent seuls, qui habitent une petite chambre ou un garni, l'hôpital, quand ils sont malades, est de première nécessité.

Comment voulez-vous qu'un malade, qui a besoin de soins multipliés, d'une surveillance intelligente, de l'aide incessant d'un dévouement étranger, comment voulez-vous que ce malade puisse se soigner et se guérir en restant seul dans sa chambre et abandonné dans son lit?

Et puis ce sont des dépenses continuelles et indispensables, des médicaments qui peuvent coûter fort cher, un blanchissage qui coûte aussi. Quand on n'a pas une petite bourse en réserve; quand on vit au jour le jour, comme un grand nombre d'ouvriers, on ne saurait supporter les frais d'une maladie qui présente un peu de gravité.

Je sais qu'il existe de nombreux préjugés qui vous éloignent des hôpitaux, et je crois important de les mentionner, pour les discuter et les détruire.

On dit généralement :

— A l'hôpital, les médecins regardent les malades comme une chose, et ils s'en servent journellement pour faire une foule d'expériences.

C'est une calomnie, une calomnie hideuse, et je suis bien placé pour la combattre, puisque je ne suis à la tête d'aucun hôpital.

Mais réfléchissez donc que la médecine des hôpitaux est faite ouvertement, publiquement, devant de nombreux étudiants qui sont là pour apprendre, qui contrôlent forcément les prescriptions faites, qui ne laisseraient pas passer sans se récrier, et avec raison, une seule tentative inhumaine.

Mais réfléchissez donc que les médecins des hôpitaux sont des hommes de mérite, qui ont conquis cette position par une épreuve importante, l'épreuve du concours, c'est-à-dire le combat du savoir. Si, dans nos provinces, les places de médecin d'hôpital ne se donnent pas au concours, elles sont toujours la récompense d'une réputation justement acquise et d'un succès médical qui inspire forcément la confiance.

Réfléchissez encore que le médecin d'hôpital voit toujours ouverts sur lui les yeux d'une administration sévère, et que cette administration, sur un seul fait d'expérience comme vous l'entendez, casserait le médecin coupable et lui ôterait ignominieusement sa place. Or, cet homme, en dehors de sa conscience, a sa réputation à conserver, sa considération à maintenir.

On ne fait pas d'expériences dans les hôpitaux, on y étudie les phases bizarres et si diverses des maladies, on y étudie les effets des médicaments donnés avec sagesse et prudence. — Mais songez bien qu'il en est de même à la ville, et qu'à chaque malade il est urgent d'étudier les effets souvent si variables des médicaments, tout autant que les variétés si nombreuses de ce que vous appelez la même maladie.

On dit encore :

— On y meurt à votre hôpital! on y entre debout, mais on en sort les pieds devant! — C'est la locution populaire employée pour dire qu'on vous emporte dans une bière.

Hélas! mes bons amis, nous finissons tous par mourir, non pas seulement à l'hôpital, mais à la ville, dans les petites chambres du pauvre comme dans les appartements somptueux de l'opulence. Voulez-vous que je réduise votre objection à néant? Eh bien! dans les épidémies, en établissant une statistique sur des bases parfaitement semblables, il meurt bien moins de gens à l'hôpital qu'il n'en meurt à la ville. Et c'est tout naturel et tout simple! D'un côté, les malades sont bien soignés, rien ne leur manque; de l'autre, ils n'ont pas même l'indispensable!

Savez-vous une des raisons qui éloignent beaucoup d'ouvriers de l'hôpital? C'est l'amour-propre.

— Que diront mes voisins? — Que diront mes parents? — On va me regarder comme un pauvre!

Et que vous importe, bon Dieu! quand c'est votre vie qu'il s'agit de sauver!

Mais je ne veux pas avoir l'air de venir faire

des recrues pour nos hôpitaux; dès qu'un malade peut se traiter convenablement chez lui, je l'approuve parfaitement d'y rester; seulement il faut, autour de lui, des gens qui le gardent, qui le soignent, et je veux vous apprendre à tous à devenir au besoin garde-malades.

ART. II. — *Soins des malades.*

On a fait sur les garde-malades des pièces, des plaisanteries, des caricatures; le fait est qu'assez souvent les personnes qui embrassent cette profession prêtent un peu à la critique; de bon compte, qui est-ce qui n'y prête pas?

Pour bien soigner un malade, il faut du dévouement, de la patience, une grande obéissance aux prescriptions médicales, mais surtout il faut du tact et de la gaîté. — Quand vous vous établissez garde-malades, c'est auprès de vos parens ou de vos amis, et alors le dévouement et la patience ne vous manquent pas; mais le tact et la gaîté, c'est une autre affaire.

Voyez-vous, il y a deux sortes de médecine, parce qu'il y a deux choses dans l'homme,

L'homme est composé d'une âme et d'un corps; par conséquent, il faut le soigner au moral comme au physique.

Quand vous soignez une personne qui vous est chère, si le médecin vous a fait part de ses inquiétudes, vous vous approchez imprudemment du malade avec la figure longue et triste, quelquefois même avec des larmes dans les yeux. — C'est une faute.

Le pauvre malade, qui voit tout à travers le verre grossissant de son intérêt personnel, est assez disposé déjà à s'inquiéter; et quand il s'inquiète, tout son moral se détraque, et ce nouveau désordre complique malheureusement tous les désordres fonctionnels de sa maladie.

Soyez gais, paraissez satisfaits, faites-le sourire, et vous le disposez à merveille à résister à tous les chocs du mal qui le secoue.

J'ai dit qu'il fallait de la gaîté, mais il faut encore du tact. Tel malade se formalisera de vous apercevoir peu soucieux, tel malade se révoltera si à chaque instant on lui demande de ses nouvelles, tel autre se trouvera froissé, au contraire, si on ne lui en demande pas souvent. — Il faut bien connaître le patient, étudier son caractère et se conformer exactement aux caprices de ses souffrances et de ses sensations.

Vous voilà bien prévenus, vous m'obéirez du mieux qu'il vous sera possible; maintenant, nous allons mettre le malade au lit.

1° *Manière de faire le lit.*

Dès que l'un des vôtres est malade, vous le mettez au lit, vous avez raison ; mais trop souvent, par ignorance, vous organisez ce lit en dépit de la raison.

Si vous avez un matelas de plume, c'est bien vite celui-là que vous mettez par dessus, et puis des oreillers de plume en veux-tu, en voilà. — Vous couvrez le malade de tout ce que vous possédez de couvertures. Ce n'est point assez, toutes les hardes du ménage sont mises en réquisition : jupons, culottes, blouses, vieilles redingotes, — plus il y en a, plus on en amoncèle. — Alors, ce malade, qui s'était couché avec le frisson, se réchauffe et ses joues rougissent. Oh ! le voilà qui va transpirer ! On ajoute encore à la montagne qui l'écrase.—On prendrait la fièvre, vingt fois pour une, dans des lits construits de telle façon. La fièvre, ce n'est rien, surtout quand la transpiration vient en annoncer la détente; mais les congestions cérébrales, mais les tortures nerveuses occasionnées par un tel fardeau sont des inconvénients beaucoup plus graves.

J'ai vu de pauvres enfants, atteints d'une simple fièvre de printemps, pris tout à coup de fièvre cérébrale dans les lits que je viens de vous décrire.

Effectivement, toute cette chaleur artificielle produit dans la grande circulation ce que produirait dans une pompe déjà pleine un énorme coup de piston. — Le choc retentit vers la tête, et la maladie, de générale qu'elle était, se localise vers le cerveau.

D'abord, je n'aime pas les lits de plume; ils chauffent trop le corps et aiguillonnent tout le système nerveux.

Ensuite, dans toutes les maladies un peu graves, l'oreiller de balle d'avoine (et cet oreiller ne coûte pas cher) est de beaucoup préférable aux mous oreillers faits avec des plumes et du duvet.

Enfin, quand une fois le malade est réchauffé, c'est folie que de le couvrir outre mesure. C'est comme si vous souffliez sur du feu pour l'apaiser. — La chaleur interne, accélérée encore par le mouvement fébrile, est déjà trop considérable. Si vous y ajoutez une chaleur externe, — évidemment vous augmentez les malaises, au lieu d'obtenir quelque soulagement.

Le malade une fois au lit, que faire en attendant le médecin ? Trois choses.

Adoucir par des applications émollientes les points souffrants et douloureux.

Abreuver le malade d'une boisson appropriée à sa situation.

Déplacer par des dérivatifs les congestions sanguines qui menacent.

2° *Applications émollientes.*

Ces applications sont de trois sortes : 1° les cataplasmes humides et chauds, 2° les fomentations, 3° les applications de feuilles végétales.

Examinons succinctement, et si je m'arrête à cet examen, c'est que je rencontre chaque jour dans ma pratique des ouvriers fort intelligents, mais qui n'ont pas la moindre notion sur la manière d'exécuter ces différentes médications.

I. *Des cataplasmes.* — Les cataplasmes se font avec des espèces de pâtes bien humides et bien chaudes, que l'on renferme dans des linges fins et que l'on applique sur les régions douloureuses : ils y agissent par leur chaleur et par l'humidité plus ou moins grasse qui s'en exhale.

Les cataplasmes se font le plus communément avec la farine de graine de lin ; il n'est pas nécessaire de mettre sur le feu cette farine avec de l'eau et de la cuire comme on fait cuire un fricot; on verse dans un vase une certaine quantité de farine, puis on y verse de l'eau bouillante, mais parfaitement bouillante; à mesure que l'eau tombe, on tourne la farine avec une cuillère, et en remuant ainsi on verse de l'eau jusqu'à ce que l'on ait obtenu une pâte homogène et liée, parfaitement humide ; elle doit avoir la consistance d'une crème au chocolat. Une fois préparée, on étale cette pâte dans un vieux linge, ou bien mieux dans une grosse gaze que les femmes emploient pour doubler leurs jupons et qui coûte quatre à cinq sous le mètre au plus ; on replie par-dessus la pâte les quatre côtés du linge qui la renferme, de façon à ce qu'elle se trouve totalement emprisonnée, et le tour est fait, ce cataplasme est tout prêt à appliquer ; on s'assure bien avant de le placer qu'il est d'une chaleur supportable.

On peut faire encore des cataplasmes avec de la mie de pain, avec de la fécule de pomme de terre, avec de la semoule, on en fait même avec du riz, mais il faut alors faire cuire toutes ces substances sur le feu et attendre que la pâte soit arrivée à une consistance suffisante.

II. *Des fomentations.* — Il est des régions douloureuses qui ne peuvent supporter le poids d'un cataplasme, alors on a recours aux fomentations. Voici comment elles s'exécutent :

On prépare une décoction émolliente de graine de lin ou de racine de guimauve, on trempe dans cette décoction un morceau de laine, molleton ou flanelle, on peut même prendre du coton ; on tord préalablement cette laine qui reste encore bien humide, et on l'applique ainsi sur la douleur ; seulement, pour qu'elle ne se sèche pas trop vite, pour en concentrer la chaleur et les exhalaisons, on la recouvre, une fois qu'elle est en place, d'une toile imperméable, caoutchouc ou taffetas gommé.

Enfin, j'ai indiqué les applications de feuilles végétales, et je m'y arrête quelques instants, parce que leur usage est sans inconvénients possibles, parce qu'il est peu coûteux, par conséquent à la portée de toutes les bourses, parce que la manière de les employer, bien que renouvelée, non pas des Grecs, mais des Romains, est cependant fort peu connue.

Dans les douleurs rhumatismales et dans les points de côté qui simulent si bien les symptômes d'une fluxion de poitrine, j'en ai retiré, et j'en retire journellement un tel avantage, que j'ai jugé nécessaire, il y a quelques années, d'en publier les résultats dans un de nos journaux de médecine les plus répandus.

Ces cataplasmes naturels peuvent se faire avec des feuilles de poirée, avec des feuilles laitue, mais surtout ils se font admirablement avec les grandes feuilles de chou.

On prend du chou la feuille la plus extérieure, celle que l'on jette d'ordinaire à la borne, on en détache avec des ciseaux la grosse nervure, ce que vous appelez le *côtat*, on écrase les petites en étendant la feuille sur une table, et en roulant dessus un cylindre de bois ou tout simplement une bouteille ; on en prépare ainsi un certain nombre, puis on en met deux, trois, quatre l'une sur l'autre, on les faufile ensemble pour qu'elles ne se séparent pas, puis on les présente quelques instants au feu pour qu'elles s'échauffent légèrement et que leur contact avec la peau ne soit pas trop réfrigérant, et on les applique à nu sur la partie malade. Il faut renouveler ces cataplasmes matin et soir; autrement les feuilles se dessècheraient et finiraient par agacer au lieu d'adoucir.

III. *Les dérivatifs.*— Les principaux dérivatifs sont les sinapismes, les ventouses et, il faut bien que j'appelle les choses par leur nom, au risque de blesser certaines oreilles, les vésicatoires.

Les sinapismes — se préparent comme les cataplasmes; seulement, au lieu de prendre de la farine de graine de lin on prend de la farine de moutarde. Au lieu de prendre de l'eau chaude, on peut tout simplement prendre de l'eau froide; les sinapismes froids agissent même plus promptement que les sinapismes chauds.

On les applique aux extrémités, aux pieds, aux mollets, aux avant-bras ; on ne doit pas les laisser plus de quinze à vingt minutes, sans quoi ils enlèveraient la peau. Des gens qui ont la manie de vouloir tout savoir vous conseilleront peut-être d'aiguiser les sinapismes avec un peu de vinaigre, c'est une erreur : le vinaigre, loin d'aiguiser, neutralise une grande portion de l'action excitante du sinapisme.

Les ventouses — s'appliquent avec un verre à boire qu'il faut choisir avec un bord bien lisse et suffisamment épais ; on enflamme un petit morceau de papier que l'on jette au fond du verre, et on applique bien vite le verre sur la peau, en observant que le bord touche bien la peau de tous côtés. Aussitôt, comme la chaleur du papier a raréfié l'air et fait un peu de vide, par une loi toute physique qu'il est inutile de vous expliquer, le verre aspire la peau en quelque sorte, et, sous l'influence de cette aspiration, la peau rougit et s'engorge. Quand la ventouse a produit un effet suffisant, on pince un peu la peau à l'un des bords du verre, l'air s'y précipite, la peau s'affaisse, le verre tombe et l'opération est terminée.

Les vésicatoires—c'est un vilain mot à prononcer, mais je crois urgent de vous apprendre à les lever et surtout à les panser. Au bout de douze heures, de seize heures, de vingt-quatre heures d'application, le vésicatoire soulève la peau et y forme une cloche. C'est à ce moment qu'il est besoin de le lever. Alors, au lieu d'arracher cette peau, ce qui cause toujours une douleur trop vive, on perce la cloche avec deux ou trois coups de ciseaux, et on en vide toute la poche. S'il s'agit d'entretenir le vésicatoire, vous étendez, sur un morceau de papier à papillottes, une pommade faite exprès et délivrée par le pharmacien, et vous appliquez cette espèce de tartine sur la cloche préalablement vidée. S'il s'agit d'un vésicatoire volant, vous étendez du beurre ou du cérat sur une feuille de poirée ou de laitue, et vous appliquez de la même manière. Je ne vous parle pas du bandage nécessaire pour soutenir ce petit pansement, car vous savez le plus souvent vous en tirer à merveille.

IV. *Les boissons.*—Boire! boire! boire! telle est la fonction la plus urgente à accomplir quand on est malade. S'il y a du frisson, s'il s'agit d'exciter à la transpiration, on donne des boissons chaudes, sucrées avec du miel, du sucre ou de la réglisse. Si la fièvre est ardente, la bouche pâteuse, et qu'on éprouve de la répugnance à avaler, on boit froid et sans sucre.

On distingue parmi les boissons:

Les *infusions*, qui se font en jetant de l'eau bouillante sur des fleurs ou des feuilles de plantes adoucissantes ou excitantes ;

Les *décoctions*, qui se préparent en faisant bouillir dans l'eau les végétaux que l'on veut employer ;

Enfin, les *macérations*, qui ne sont autre chose que des infusions faites à froid. Je n'entrerai pas ici dans de grands détails, vous savez tous préparer une boisson, mais je dois vous dire qu'il ne faut jamais craindre de faire boire abondamment un malade.

— Mais cela va lui noyer l'estomac, disent les bonnes femmes.

Cela noie la fièvre, liquéfie le sang, et ne produit jamais de résultats fâcheux.

Mes bons amis, j'ai terminé toutes mes leçons d'hygiène par un quatrain résumé. Mais pour cette nouvelle série, le quatrain eût été par trop court, j'ai tenu cependant à terminer aussi par une fabulation; ce sera un moyen mnémotechnique analogue, pour lequel je ne rechercherai encore ni l'élégance ni la poésie.

FABULATION.

1.

Pourquoi redouter l'hôpital?
On y trouve les soins de toutes les sciences.
On vous parle d'*expériences*,
C'est faux.—De quoi, messieurs, ne dit-on pas de mal?

2.

Pour soigner un malade il faut de la gaîté,
Du tact, de la patience.
Avec un peu d'expérience
Vous bâtirez son lit sans trop d'absurdité.
Défiez-vous des lits de plume,
Et craignez la sotte coutume
Qui couvre et puis recouvre et charge sans raison
De tous les vieux habits trouvés dans la maison.

3.

— Le cataplasme est une pâte humide
Qu'on étend dans un linge fin.

Prenez un vase bien solide;
Mettez-y tout d'abord la farine de lin,
Et, versant dessus l'eau bouillante,
Battez, pour bien pétrir la pâte adoucissante,
En un instant le tour est fait,
Et le cataplasme est parfait.

4.

— Le sinapisme est fait de la même manière,
Seulement la farine diffère:
Au lieu de la graine de lin
C'est la moutarde qui convient.

5.

Pour la ventouse, on prend un verre à bord épais
(Des bords minces seraient mauvais);
Puis, à l'aide d'une allumette,
On enflamme un papier, un morceau de coton,
Qu'au fond de son verre on projette.
Sur la peau bien tendue on le met de façon
A ce qu'il y produise une aspiration.
En un clin d'œil une ventouse est faite.

6.

Les boissons changent de noms
Suivant que tu les exécutes.
Faites à froid ce sont des macérations,
A chaud des infusions;
Si tu les fais bouillir pendant quelques minutes,
On les nomme décoctions.

TREIZIÈME LEÇON.

Sommaire.

Erreurs et préjugés. — Remèdes intempestifs. — Crainte des remèdes. — L'eau. — Le vin chaud. — Nourriture forcée. — Air renfermé. — Remèdes de précaution.

Mes bons amis,

J'ai plus que jamais besoin de votre bienveillance ; car je me détermine à un combat fort délicat, à une guerre bien difficile : je veux redresser des erreurs et mettre à néant des préjugés qui chaque jour font un grand nombre de victimes. Or, ces préjugés, ces erreurs, sont pour la plupart tellement enracinés, ils ont cours depuis si longtemps dans toutes les classes de la société, que, défendus par cette cuirasse presque invulnérable, le calus de l'habitude, protégés par la faux terrible de ce vieux bonhomme qu'on appelle le temps, ils semblent à peu près invincibles ; et puis, on a beau prendre des circonlocutions, des périphrases, on froisse toujours un peu quand on vient dire à des hommes : vous avez tort, vous vous trompez !

Et pourtant il faut être franc, il faut parler net, j'ai fait pacte avec vous de sincérité, et si dans mes paroles il se trouvait des mots rudes, des expressions blessantes, j'en fais amende honorable avant de commencer, suppliant les gens susceptibles de ne voir nulle part une intention méchante, mais partout au contraire le désir ardent d'éclairer et d'être utile.

Commençons vite, car j'ai plus d'un ennemi à pourfendre, j'ai de nombreux coups d'épée à porter.

1°. *Remèdes intempestifs.*

Une des erreurs les plus générales, c'est qu'aussitôt malade, il faut se hâter de faire quelque remède : des sangsues, des purgatifs, des drogues quelconques, peu importe le traitement. Aux yeux de bien des gens, le *principal* est d'agir tout de suite.

Aussi même avant d'aller chez le médecin,

on court chez l'herboriste ou chez l'apothicaire.

— Monsieur, j'ai quelqu'un de malade à la maison, voulez-vous bien me donner *quelque chose* pour lui ?

— Qu'est-ce qu'il a, votre malade ?

— Dame ! je n'en sais rien. Il souffre de la tête, il souffre de la poitrine : il a des flumes, ou bien ce sont des vers, je crois.

Le marchand donne un vermifuge ou bien un vomitif ou bien des sangsues, et on administre cela au malade avant que l'on ait appelé quelqu'un à le visiter. Ce sont parfois des remèdes tout-à-fait contraires à sa situation. Ainsi, s'il s'agit d'un fièvre éruptive, rougeole, petite-vérole, scarlatine, — les sangsues, en ôtant de la force, enraient la marche de la maladie et amènent des accidents terribles ; s'il s'agit d'une inflammation d'estomac, les vomitifs l'exaspèrent et l'augmentent ; mais on a la conscience tranquille, on a couru à perdre haleine, et on se croit bien avancé, parce qu'on a fait *quelque chose.*

D'autres fois arrive le médecin. Parents, amis, voisins, tout le monde assiste à sa visite. Si l'homme de l'art n'aperçoit aucune indication positive, s'il ne voit rien d'énergique à prescrire, il ordonne le repos, une tisane, et il se retire. Dès qu'il est sorti, s'élèvent les récriminations et les commentaires.

— Avez-vous jamais vu un médecin comme cela, il n'a rien ordonné, seulement.

— En voilà un qui gagne facilement son argent, — il vous ordonne une tisane, et puis ça compte une visite.

— Moi, j'en aurais bien dit autant que lui. Entre nous, m'est avis qu'il n'y a pas vu bien clair.

Mes chers amis, mettez-vous donc bien dans la tête qu'en médecine comme en toute chose, il est souvent fort important de savoir attendre et de s'abstenir. Il n'y a rien qui ressemble à une maladie comme une simple indisposition; et souvent un remède intempestif change l'indisposition en maladie.

Voyez-vous, il est toute une partie de l'art de guérir que l'on appelle *médecine expectante*. Cette médecine-là consiste à surveiller et à attendre les efforts de la nature, qui guérit souvent plus logiquement que tous les remèdes. — Bon nombre de médecins célèbres ont dû leur réputation et leur succès à ce genre de médecine, comme ce guerrier temporisateur qui sut, en temporisant, gagner plus d'une victoire. Quand il y a nécessité, quand des symptômes bien caractérisés exigent des remèdes bien déterminés, agissez, à la bonne heure, ou sinon laissez le malade tranquille.

2°. *Crainte des remèdes.*

A côté de cette fatale erreur, il faut en placer une tout-à-fait contraire, et qui n'a pas de moindres inconvénients, c'est la crainte de certains malades que tous les remèdes ne les *affaiblissent.*

Le médecin parle d'une saignée, parce qu'à l'état du pouls, aux battements du cœur il la juge urgente, nécessaire.

— Oh ! monsieur, vous allez m'ôter toute ma force.

Il ordonne un bain.

—Vous allez m'affaiblir encore, je ne pourrai jamais le supporter.

Il prescrit un vomitif.

— Je veux aucune drogue, je ne saurais les avaler,

Je vous avoue que, pour ma part, quand je rencontre des discussions pareilles, j'éprouve une impatience que j'ai grand' peine à contenir ! Mais quand un médecin prescrit, c'est qu'il juge sa prescription nécessaire; il est le premier à en peser les avantages et les inconvénients. — Si le premier bourgeois venu voulait discuter avec vous, maçon ; avec vous menuisier ; avec vous, tailleur ; s'il venait vous dire : Vous n'entendez rien à gâcher du plâtre ; — ce n'est pas comme cela qu'on manie l'aiguille ; — votre rabot est trop lourd, vous devriez prendre un couteau, — vous le regarderiez en face, et vous hausseriez les épaules.

Sachez donc bien que lorsqu'une saignée est nécessaire, une fois faite, loin d'affaiblir, elle donne des forces. — J'ai soigné des malades qui ne retrouvaient l'usage de leurs jambes qu'à la troisième ou quatrième saignée.

Sachez donc bien que quand l'estomac est embarrassé de bile ou d'un suc gastrique dénaturé, loin de l'irriter en le débarrassant par un vomitif, vous prévenez une maladie.

Sachez enfin que les bains n'affaiblissent

que lorsqu'ils ont une durée de......, une température de..... J'ai mis dans l'eau des agonisants, et je les en ai retirés soulagés et plus forts.

3° *Horreur de l'eau.*

Il existe un préjugé fort commun dans toutes les classes de la société contre l'eau pure prise en boisson dans toute espèce de maladie. Eh bien! c'est une erreur que je veux redresser au risque de passer pour le compère de ces bons Auvergnats qui traînent un tonneau plein, ou qui portent deux seeaux remplis d'eau, en annonçant leur marchandise à tous les échos de nos rues.

Il y a quelques années, un simple pâtre de l'Allemagne, sans doute en considérant l'eau couler, se fit à lui-même cette petite réflexion :

— Mais, si l'eau est si bonne à boire quand on est bien portant, pourquoi serait-elle mauvaise quand on est malade? Dieu ne semble-t-il pas nous avoir donné l'eau en si grande abondance pour nous faire comprendre qu'il faut nous en servir à chaque instant?

Et sur cette idée, voilà que Prisnitz (c'était le nom de ce berger) se mit à bâtir tout un système de médecine. Il le mûrit, il l'expérimente, et bientôt la médecine à l'eau froide le rendait riche à plusieurs millions.

Je n'admets en médecine aucun système exclusif, et, malgré l'engouement dont cette médication jouit encore, je ne veux point défendre les exagérations de l'*hydrothérapie;* mais j'en veux tirer une conclusion, c'est que l'eau pure est bien loin d'être pernicieuse aux malades.

Quelques estomacs la trouvent fade, plate et la supportent mal, mais le plus grand nombre la supportent bien.

Est-il possible! vont crier les commères; mais ce médecin ne sait pas son métier. De l'eau froide, de l'eau toute pure! mais ne voit-on pas une foule de gens prendre des fluxions de poitrine quand ils sont en transpiration?

Mes bonnes dames, autre chose est d'être malade, autre chose est d'être bien portant. Vous voyez des malades qui restent quinze, vingt, trente jours sans manger quoi que ce soit : essayez de tenir un homme à une diète pareille. J'ai vu maintes fois, sous la direction de M. Récamier, des maladies traînantes, frisant déjà l'incurabilité, se résoudre et s'amender en quelques jours tout simplement avec de l'eau pure.

Certainement, quand un malade est en pleine transpiration, je ne lui conseillerai pas d'avaler gloutonnement, c'est-à-dire en quelques gorgées, un verre rempli d'eau froide; mais s'il a la précaution de le boire lentement, doucement, loin d'arrêter sa transpiration, l'eau ne fera que l'accélérer.

4° *Recours au vin chaud.*

Quand l'ouvrier se sent malade, un des remèdes qu'il emploie tout de suite et sans consulter, c'est le vin chaud. Pour deux raisons : d'abord, parce qu'il se sent faible et que le vin chaud donne du ton; ensuite, parce que le vin chaud pousse à la sueur. Il a parfois l'occasion de s'en apercevoir lorsqu'il est en bonne santé. — Mes amis, c'est une erreur qui fait chaque année nombre de victimes. Vous êtes mal à votre aise et vous ne pouvez savoir vous-même quelle est la maladie dont vous êtes menacé. Si c'est une fluxion de poitrine, une inflammation cérébrale ou toute autre maladie franchement inflammatoire, en buvant du vin chaud, vous jetez de l'huile sur le feu et vous déterminez souvent un incendie terrible et irrémédiable.

Oui, dans certains refroidissements, pour des rhumes, pour des fraîcheurs, vous avez pu voir réussir votre dangereux spécifique; — mais consultez avant d'y avoir recours, et ne jouez pas votre vie sur un exemple que vous n'êtes pas à même de juger, sur un cancan, sur un on-dit!

5° *Nourriture forcée.*

Trop souvent, quand le père de famille est malade, la ménagère prend son panier, elle prise une pièce de cinq francs dans la bourse aux épargnes, et elle part pour le marché.

— Son pauvre homme est malade, il ne s'agit pas de songer à l'économie!

Elle revient bientôt avec un bon pot-au-feu, quelquefois même avec un poulet; on met la poule au pot et on arrive au lit du malade avec une bonne assiettée de soupe.

— Avale-moi cela, je t'y engage, cela te remettra un peu.

Le malade docile se soumet, et il y gagne une indigestion qui, loin de le fortifier, l'affaiblit encore.

Je me rappelle une caricature qui m'a fait rire, parce qu'elle retraçait un ridicule réel, et qu'en riant je ne songeais pas aux résultats dangereux du travers qu'elle représentait.

C'était une femme, en toilette de cuisine, arrêtée sur son carré ; elle causait avec une voisine et tenait à la main une assiette toute pleine dans laquelle une cuillère se tenait debout ; au fond du tableau, on apercevait, par une porte grande ouverte, la tête moribonde d'un malade couché dans un lit. Au bas de la gravure, on lisait ce petit dialogue :

« Eh bien ! votre mari est donc malade ?
— Oui, ma chère, le médecin l'affaiblit avec toutes ses drogues ; mais je viens de lui préparer cette petite soupe aux choux pour le réconforter un peu. »

Cette gravure, mes bons amis, représentait

l'erreur trop commune que je viens combattre à présent.

Faites donc bien attention que lorsqu'un homme est malade, toutes ses fonctions sont en désordre, que l'estomac ne digère plus. — La médecine du siècle dernier, celle qui voyait partout des humeurs, vous aurait dit que dans la maladie, l'estomac s'emplissait d'humeurs affreuses, capables de corrompre tous les aliments et par conséquent d'empêcher toute digestion. Moi je vous dirai une chose toute simple, et que vous pourrez toucher du doigt : quand vous êtes malades, vous êtes faibles, n'est-ce pas ? vous ne pouvez vous soutenir sur vos jambes ; c'est à peine si vous pouvez penser. — Eh bien, il se passe dans l'estomac ce qui se passe dans vos jambes, dans votre cerveau. Le tube digestif et l'estomac, qui en est une des parties les plus importantes, sont incapables de remplir leurs fonctions ordinaires. Comprenez bien que, pour prendre des forces, il ne s'agit pas seulement de manger, mais surtout de digérer ; si la nourriture que vous vous introduisez dans l'estomac ne digère pas ou digère mal, elle y produit tous les résultats d'une indigestion; or, l'indigestion est à elle seule une maladie, et bien loin de vous soutenir, la nourriture prise mal à propos amène de nouvelles perturbations et amoindrit encore vos forces.

6° *L'air renfermé.*

Quand vous avez quelqu'un de souffrant chez vous, un malade couché surtout, vous fermez hermétiquement toutes les fenêtres et toutes les portes.

C'est un mal.

Vous habitez d'ordinaire des appartements peu spacieux, et même quand vous n'y avez personne de malade, si vous n'en ouvrez pas journellement les fenêtres, l'air y devient méphitique et nauséabond.

Cela est forcément dans l'ordre : un homme renfermé dans une chambre y aspire successivement et à pleins poumons tout l'air pur, tout l'air respirable; mais il expire un air azoté, chargé d'un gaz carbonique. Le gaz carbonique, c'est le gaz de l'asphyxie par le charbon.

Or, le malade n'est point seul dans l'appartement, et puis de son lit, des remèdes employés, des plaies, s'exhalent des odeurs délétères qui rendent encore l'atmosphère plus pernicieuse.

Dieu me garde de dire ici quelque chose qui puisse vous être désagréable. Je suis accoutumé à toutes les odeurs, je suis fait à tous les milieux; mais il m'est arrivé maintes fois, en entrant dans certaines chambres d'ouvriers malades, d'être obligé de faire ouvrir les fenêtres toutes grandes, pour le bien du malade d'abord, et puis pour mon propre compte, car j'aurais craint de tomber à la renverse.

On a toujours peur de refroidir le malade; mais quand le malade est bien couvert, quel danger peut-il y avoir d'un refroidissement? Et puis, songez bien que l'air, le bon air, est encore plus nécessaire à l'homme que l'eau ne l'est au poisson; — malade, il en a un plus grand besoin que s'il était bien portant.

Donnez de l'air tous les jours à la chambre d'un malade, et vous lui ferez le plus grand bien.

7° *Les remèdes de précaution.*

J'arrive à l'une des erreurs les plus communes, les plus funestes, celle qui vous pousse à employer vous-mêmes certains remèdes par prévoyance, par précaution.

On a sottement prétendu que la médecine n'avait que deux moyens pour tout guérir : la purgation et la saignée. Dès-lors, vous vous dites à part vous :

— En vérité, la médecine n'est point une chose si difficile. Je suis mal à l'aise, je m'en vais chercher un purgatif chez le pharmacien, je le prendrai demain matin et j'aurai la consolation de n'avoir dérangé personne !

Ou bien l'idée vous vient de vous faire tirer du sang. Tout le monde saigne aujourd'hui, les bonnes sœurs de charité, les sages-femmes, les vétérinaires ; vous allez présenter votre bras, vous faire tirer quatre à cinq onces de sang, et vous en êtes quittes pour un remerciement ou pour une simple pièce de vingt sous.

Mes bons amis, vous tombez dans une erreur dangereuse, et en admettant momentanément avec vous que toute la médecine consiste dans l'art de purger et de saigner, vous ressemblez dans votre raisonnement à ces soldats ignares qui diraient :

— Tiens! ce n'est pas si difficile de faire la guerre et de gagner des batailles, il s'agit tout simplement de faire charger des fusils et de tirer des coups de canon.

Et la stratégie, malheureux? et la manière d'employer les purgatifs et la saignée? Imprudents que vous êtes! vous imaginez-vous que les médecins ordonnent ou emploient les purgatifs et la saignée sans indications positives, sans trouver des symptômes qui les déterminent?

Oui, — au printemps, aux équinoxes, il survient souvent la nécessité d'un purgatif ou d'une saignée de précaution; mais on ne doit pas se purger si l'on n'a pas la langue sale, la bouche amère, si les entrailles n'ont pas besoin d'être stimulées; mais la saignée devient dangereuse si l'on n'a pas le pouls bien plein et si les maux de tête et la force du cœur n'y poussent pas irrésistiblement.

Règle très-importante à suivre : Ne faites jamais de médecine sans médecin. Nous employons tout notre temps, toute notre existence, nous, à apprendre des choses que vous voulez savoir sans les avoir jamais étudiées!

FABULATION.

Que de préjugés dans ce monde:
Chacun veut être médecin.
Si le docteur ordonne, on se moque, on le fronde,
Et l'on se moque aussi dès qu'il n'ordonne rien.
On craint toujours qu'un remède affaiblisse,
Et souvent le retard augmente le danger.
Quand un homme est malade on veut qu'il obéisse
A tous ceux qui le font manger.
Que de fois cependant la diète est nécessaire!
Et puis contre les maux dont l'homme sur la terre
Doit porter le pesant fardeau,
Le moyen le plus simple et le plus salutaire,
Le meilleur remède c'est l'eau.
En santé, le vin chaud, ce liquide agréable,
Nous plaît à tous, c'est un ami;
Mais, dans un cas de fièvre, il devient détestable;
Fuyez-le, c'est un ennemi.
Enfin, je vous l'ai dit en parlant de l'enfance,
C'est l'air qui nous rend bien portant:
Donc toute maladie est une circonstance
Où l'air devient plus important.

QUATORZIÈME LEÇON.

Sommaire.

Il est des circonstances où tout le monde doit être médecin. — Mécanisme de la syncope, secours à y apporter. — Soins des noyés et des asphyxiés.

Mes chers amis,

Dans une de mes précédentes leçons, j'ai tâché de vous faire bien comprendre toutes les difficultés de la médecine, et au risque de vous donner à penser que je venais parler ici pour moi ou tout au moins pour la Faculté, j'ai crié : Guerre aux charlatans ! guerre à mesdames les commères ! J'ai condamné la médecine sans médecin.

Oh ! je vous ai bien vus sourire, quelques visages se sont illuminés d'un petit regard malin qui semblait dire : Compris, compris. Jadis certain orfèvre parlait toujours de sa marchandise, et il en est resté ce petit dicton devenu proverbial : « Vous êtes, orfèvre, monsieur Josse ! » Les regards en question semblaient me dire : Très bien, monsieur, vous êtes médecin.

Oui, mes amis ; mais un médecin qui n'est jamais plus content que quand il vous voit tous heureux et bien portants.

Au reste, je vous apporte aujourd'hui un correctif, je viens vous faire une espèce d'amende honorable, et si je vous ai que c'était une prétention ridicule et dangereuse de vouloir faire de la médecine sans l'avoir jamais apprise, je viens vous avouer sincèrement qu'il est des occasions où tout le monde doit être médecin.

Un homme tombe en syncope : si cette syncope se prolonge dix minutes, un quart d'heure, il est mort ! A vous tous qui pouvez l'apercevoir et le rencontrer, il faut bien que j'apprenne les moyens de le retirer d'un semblable péril.

Une personne est asphyxiée ; elle s'est asphyxiée soit en tombant dans une rivière, soit en séjournant dans un milieu non respirable, de prompts secours peuvent encore le rappeler à la vie ! Il faut donc que je vous apprenne les remèdes les plus nécessaires et les secours les plus efficaces.

Ce sera le sujet de notre entretien d'aujourd'hui.

I. *Syncope* (évanouissement).

Il est urgent tout d'abord que je vous explique les causes, le mécanisme de la syncope.

Le cœur, centre de la circulation du sang, se crispant, se contractant, battant sans cesse, par ses incessantes contractions, envoie à tous nos organes un liquide vivifiant et nécessaire, — le sang artériel. — Je dis liquide nécessaire, et cela est si vrai, que si le sang artériel n'arrive point à un organe, cet organe se flétrit et meurt. Il tombe en gangrène, témoin la gangrène des vieillards, dont les artères s'ossifient et s'oblitèrent, témoin la gangrène qui survient à la main quand l'artère du bras est coupée. Or, le sang est nécessaire non seulement aux muscles, aux bras, aux pieds; mais il est indispensable aussi à l'action du cerveau. Lorsqu'il survient que, par une cause ou une autre, la colonne de de sang, poussée par le cœur ne va pas jusqu'à la tête, la cervelle, comme vous dites, vous autres, le centre nerveux, pour parler comme les savants, ne remplit plus sa fonction, la vie s'arrête, la respiration, la circulation se suspendent, la peau pâlit, les yeux se troublent, l'intelligence s'obscurcit, et l'individu, chez qui se passent les divers phénomènes, finit par tomber sur le carreau.

Que faire, donc, en pareille circonstance ? Si vous avez compris le mal, vous allez parfaitement comprendre le remède.

Il faut réveiller la circulation de manière à ce que le sang puisse arriver jusqu'au cerveau. Il faut stimuler la respiration, qui a des rapports si intimes avec la circulation et qui la stimule par contrecoup.

Il me souvient encore d'une aventure qui date déjà de quatorze ans. J'étais simple élève en médecine, mais élève de seconde année; j'avais donc étudié l'anatomie et la physiologie : tout fier de mes petites connaissances, j'étais aussi plein d'ardeur pour soulager ceux que je voyais souffrir. Un matin, en sortant de la cour du Louvre par la porte des colonnades, j'aperçus près de l'église Saint-Germain-l'Auxerrois un rassemblement vers lequel me poussa une pardonnable curiosité.

Il s'agissait d'un bon vieillard qui s'était trouvé mal à l'église. Vite tous ses voisins s'étaient portés à son secours. On l'avait fait sortir, le donneur d'eau bénite avait prêté sa chaise, la fruitière, la mercière, tous les habitants de la place étaient accourus avec quelque chose, un verre d'eau sucrée, du vin, de la fleur d'orange, du bouillon, que sais-je; et on faisait avaler tout cela au malade, qui restait pâle, penché sur sa chaise et ne revenait point à lui. Je perce la foule et je vais prendre le pouls du patient. — Il faut coucher cet homme par terre, dis-je à ceux qui l'entouraient.—On me regarde avec stupéfaction; j'insiste, on me dit des sottises. Je déclare que je suis médecin, on me rit au nez, on se moque de moi; si bien que, sans pouvoir rien obtenir, je fus contraint de m'éloigner. — Les commères m'auraient fait un mauvais parti.

Mes chers amis, si ces braves gens avaient connu le mécanisme de la syncope, ils auraient trouvé mon conseil logique et raisonnable. Effectivement, on a la manie de faire asseoir les gens qui se trouvent mal; c'est à tort: il faut les mettre dans une position horizontale, placer la tête même un peu plus bas que le reste du corps. Dans une pareille situation, le sang, que le cœur n'a pas la force de pousser, coule tout naturellement du cœur à la tête ; arrivé au cerveau, il le stimule, et l'admirable mouvement vital se rétablit.

On fait boire, boire à outrance : à quoi bon ? Vous remplissez l'estomac, qui, par sa plénitude, tout le monde le sait, gène plutôt la respiration. Au lieu de faire boire, projetez quelques gouttes d'eau froide au visage : à la sensation produite, une forte aspiration s'exécute, et, sous l'influence de cette aspiration, une dose considérable de sang artériel arrive au cœur, le stimule et est poussée jusqu'au cerveau.

Je ne parle ni du vinaigre ni des sels à respirer ; ce sont choses connues de tous.

II. *Asphyxie.*

On peut être asphyxié de différentes manières, ou bien en tombant dans l'eau, ou bien en se trouvant dans un lieu rempli de gaz délétères ou dépourvu d'air respirable. C'est ce que j'appellerai asphyxie sèche et asphyxie humide. Commençons par la dernière.

Je sais que dans les grandes villes une prévoyante administration a disposé, de distance en distance, des remèdes et des instructions qui s'annoncent aux passants par une inscription lugubre : *Secours aux noyés.* Mais, hélas! quand le malheur tombe sur une victime, il semble porter ses coups avec un raffinement diabolique; il les porte à l'improviste, loin des moyens de sauvetage, et souvent il s'abat sur nous dans la solitude et dans l'ombre, comme un criminel, comme un bandit. Loin des secours municipaux, il faut que chacun puisse offrir l'aide d'un petit savoir de circonstance, l'appui d'une charitable humanité.

1° On débarrasse le noyé de ses vêtements, et cela le plus promptement possible; n'allez point vous retarder à vouloir ôter les vêtements un à un, ils sont mouillés, et par conséquent cette opération serait difficile; coupez, déchirez, le temps presse, il s'agit de la vie de l'un de vos semblables.

2° On le couche sur le dos, avec la précaution de le tourner un peu sur le côté droit;

on débarrasse sa bouche des mucosités qui s'y trouvent ; et on penche légèrement le corps pour faire écouler le liquide qui s'est introduit dans le conduit respiratoire et dans la trachée. Oh ! ici, j'ai besoin de vous dénoncer, pour la réprouver de toutes mes forces, cette barbare coutume populaire qui consiste à suspendre le malheureux noyé par les pieds. C'est pour faire rendre toute l'eau qu'il a bue, disent les coutumiers du fait ; mais d'abord l'eau avalée n'est déjà pas si considérable, et puis l'eau qui est dans l'estomac peut y rester, il n'est urgent de débarrasser que l'appareil de la respiration qui le fait instinctivement ; et qui, dans tous les cas, en contient fort peu.

3° Ce qu'il importe, c'est de réchauffer le noyé le plus promptement possible : vite, de la laine, des briques chaudes, des fers à repasser, et puis surtout frottez, frictionnez, frictionnez ferme ; mettez-vous plusieurs s'il est besoin.

4° Le point capital, c'est de rétablir la respiration ; c'est vers ce but que doivent tendre tous les efforts. A l'aide des deux mains étendues bien à plat, on exerce une légère compression sur les parois de la poitrine et du ventre ; puis on les laisse revenir à leur position première, et on alterne ainsi pendant quelque temps ce mouvement de va-et-vient, de façon à établir un mouvement analogue au mouvement exécuté pendant la respiration. C'est alors que de *bouche à bouche* on insuffle l'air dans les poumons. Je sais bien que l'on a fait, pour cette opération, des tubes, des soufflets, des instruments spéciaux ; mais vous n'avez pas ces instruments sous la main, et puis l'homme de l'art peut seul s'en servir sans danger. Arrière donc les répugnances et les vétilleries déplacées ; le noyé d'ailleurs n'a rien à la bouche qui puisse dégoûter les gens les plus méticuleux. Courage et persévérance, car ce qu'il faut bien retenir, c'est qu'on ne doit pas se lasser trop tôt d'administrer des secours. Certains noyés n'ont donné signes de vie qu'après plusieurs heures d'insensibilité. Enfin, ce qu'il est urgent de ne pas oublier, c'est que beaucoup de noyés ont été ramenés à la vie malgré un quart-d'heure, une demi-heure, plusieurs heures même passées sous l'eau.

Mes chers amis, je n'ai pas à vous souhaiter de rencontrer jamais l'occasion de mettre à profit toutes ces notions élémentaires; mais enfin telles circonstances peuvent se présenter où vous ayez à les mettre en pratique. Oh! rappelez-vous bien ce que je vais vous dire : un des plus grands bonheurs que l'homme puisse éprouver ici-bas, c'est celui de rendre à la vie un de ses semblables. Dans cette bataille contre la mort, dans cette victoire sur le néant, il existe je ne sais quel suave délice qui tient un peu du charme de la paternité, et qui semble une parcelle du divin contentement que dut éprouver Dieu quand il fit le monde et créa l'homme à son image. Quand d'un être qui semblait déjà cadavre vous avez fait jaillir la vie quand, après une heure, deux heures d'angoisses et de travail, vous apercevez les premiers symptômes du succès, la respiration qui recommence... le cœur qui essaie quelques mouvements, oh! alors, — je vous en parle par expérience, — on sent vibrer dans son âme une fibre toute particulière, et tout le corps s'épanouit dans une radieuse satisfaction.

A cette belle action, les gouvernements accordent des primes, des récompenses; mais, qu'est-ce que des médailles ou de l'argent à côté de la voix de votre conscience qui vous murmure intérieurement avec une douceur angélique :

— Oh !... c'est bien ! c'est bien !... tu l'as sauvé !...

Quant à l'asphyxie sèche, je ne vous parlerai que des deux sortes qui sont les plus communes : l'asphyxie par strangulation et l'asphyxie par le charbon.

Hélas ! c'est un sujet plein de tristesse ; car ces lugubres accidents sont le plus souvent des malheurs volontaires, et là, mes bons amis, il n'y a pas qu'un corps, il y a une âme à sauver : religieuse mission qui doit encore activer les soins et les secours.

Lorsqu'un malheureux s'est pendu, évidemment la première chose à faire est de couper le nœud fatal.

Quand un autre est asphyxié par le charbon, il faut promptement le soustraire à la la cause de l'asphyxie.

Et puis, dans l'un et l'autre cas, on l'étend sur un lit, non plus la tête basse, mais, au contraire, un peu élevée ; on ouvre les portes et les fenêtres ; on renvoie toutes les personnes inutiles ; on asperge le visage d'eau froide ; on approche du nez du vinaigre, de l'alcali, une allumette soufrée en combustion ; on irrite les narines avec les barbes d'une plume ; enfin, on insuffle de l'air dans les poumons et l'on communique à la poitrine les mouvements d'oscillation que je vous ai déjà dits. Je n'y reviendrai pas.

Ce qu'il m'importe de relever avant de conclure, c'est la crainte superstitieuse des règlements de police ; c'est cette sottise trop commune qui va chercher le commissaire avant de porter secours ; c'est cette niaiserie qui s'écrie : « Ne touchez pas ! ne touchez pas ! c'est défendu ! »

Défendu ! — Mais serait-il au monde des lois assez brutales pour défendre de sauver un homme qui se meurt ?

Défendu ! — Mais les hommes préposés à l'application des lois ont du cœur et de l'intelligence ; les commissaires, après tout, ont du bon sens.

Certes, je suis autant que personne observateur des réglements ; je porte respect à tout ce qui porte un lambeau de pouvoir ; mais s'il était jamais un réglement assez inhumain pour défendre de sauver un homme près de périr, j'estime que le devoir le plus impérieux de tout homme de cœur serait de porter secours d'abord, au risque d'être inquiété ou tracassé ensuite.

FABULATION.

1.

Dans la syncope, le plus sage
Est d'étendre les gens horizontalement.
Au lieu de faire boire, il faut tout simplement
Projeter l'eau froide au visage.

2.

Quand un homme est noyé, serait-il raide et froid,
Coupez tous ses habits, la chose est nécessaire,
Et puis réchauffez-le de toutes les façons.
Bouche à bouche insufflez de l'air dans ses poumons.
Songez bien qu'on a vu des noyés quelquefois
Après une heure ou deux être tirés d'affaire!

3.

Dans un cas d'asphyxie,
Si l'on veut être utile et rappeler la vie,
Ce qu'il faut, c'est de l'air, de l'air frais, de l'air pur.
Faites coucher, — ouvrez la porte, la fenêtre;
Renvoyez tous les curieux,
Frictionnez longtemps avec un linge dur :
Il s'agit de sauver peut-être
Un homme pour le monde, une âme pour les cieux!

QUINZIÈME LEÇON.

Sommaire.

Empoisonnements. — Contre-poison de l'eau forte, de l'alcali, du sublimé corrosif, du vert-de-gris, de l'arsenic et des champignons. — Piqûre de la vipère. — Remèdes à faire. — Morsure des chiens enragés.

Mes bons amis,

La dernière fois, je vous parlais du bonheur ineffable que l'on éprouve en sauvant la vie à un de ses semblables. A vos yeux dilatés, à votre attention, à vos sympathiques applaudissements, j'ai pu juger et de votre désir d'apprendre et de l'humanité de votre cœur. Aussi, ai-je l'intention de vous faire encore aujourd'hui une leçon analogue à la précédente, car, malheureusement, je n'ai point examiné avec vous toutes les circonstances où de prompts secours sont nécessaires. Outre les cas de syncope et d'asphyxie, il est d'autres occasions où tout le monde doit être médecin : ce sont les cas d'empoisonnement, puis les cas de morsure ou de piqûre venimeuse, sujet triste, accidents communs, malheurs quotidiens, sur lesquels quelques renseignements vous sont indispensables.

ARTICLE PREMIER. — *Empoisonnements.*

Sans doute, la plupart d'entre vous ont quelques notions de chimie, science nouvelle, sortie merveilleuse et puissante du fourneau de nos anciens alchimistes. La chimie, vous le savez, est arrivée à décomposer et à recomposer les différents corps ; elle est parvenue à connaître et à classer les propriétés et les affinités des moindres parcelles de ce qu'elle appelle des molécules. Ces connaissances ont rendu et rendent tous les jours à l'industrie des services immenses ; elles en rendent également à la médecine. Ainsi, relativement au sujet qui va nous occuper, c'est à la chimie que revient la gloire d'avoir trouvé les antidotes et les contre-poisons. Les anciens connaissaient bien aussi des antidotes, mais l'analyse et de nombreuses expériences ont prouvé qu'ils étaient dans l'erreur, et que leur thériaque, leur mithridate et toutes les compositions analogues étaient absolument incapables de neutraliser les effets terribles des substances vénéneuses.

Un des princes de cette science, M. le professeur Orfila, descendant charitablement de la chaire qu'il occupe avec tant d'éclat à la Faculté de Médecine de Paris, a bien voulu mettre l'art à la portée de tous, et il a dressé un tableau synoptique de tous les poisons connus, en indiquant le contre-poison de chacun. Je n'aurai ni le temps ni le talent d'être aussi complet, mais je veux m'occuper au moins des poisons les plus communément funestes; ainsi, je vous dirai quelques mots des empoisonnements par l'eau forte, par l'ammoniaque (ce que vous appelez l'alcali), par le sublimé corrosif, par le vert-de-gris, par l'arsenic, et enfin par les champignons.

Quand on soigne un empoisonné peu de temps après qu'il a pris le poison, on a deux indications à remplir : 1° chasser le poison de son estomac; 2° décomposer le poison à l'intérieur, pour l'empêcher d'être nuisible. On peut remplir souvent ces deux indications à la fois, comme vous allez voir.

Pour chasser le poison, il faut bien vite faire vomir. On peut avoir recours à l'émétique et à l'ipécacuanha ; mais si l'on peut y arriver par un moyen mécanique, la chose est encore préférable ; on fait avaler une énorme quantité d'eau chaude, on met les doigts dans la bouche, on chatouille la luette avec la barbe d'une plume.

Pour décomposer le poison, on se hâte de faire avaler l'antidote.

1° L'antidote de l'eau forte est la *magnésie décarbonatée*, une petite poudre blanche que délivre le pharmacien ; on en fait dissoudre une once dans un litre d'eau, et toutes les deux minutes, on en donne au malade un grand verre. — Si vous n'avez pas de magnésie, faites prendre de l'eau de savon ; si vous n'avez pas de savon, faites prendre du blanc d'Espagne, délayé dans de l'eau.

2° L'antidote de l'alcali est un acide. On a toujours du citron ou tout au moins du vinaigre chez soi ; on en met dans de l'eau, de façon à la rendre notablement acidule, deux cuillerées de vinaigre par verre d'eau, et l'on fait boire en grande quantité.

3° Le blanc d'œuf est le meilleur remède à

employer contre le sublimé corrosif et contre le vert-de-gris. — On met douze blancs d'œuf dans deux litres d'eau, on bat bien pour les étendre, et on fait avaler coup sur coup. A défaut de blanc d'œuf, on peut se servir de lait.

4° Contre l'arsenic, c'est l'eau de chaux sucrée qu'il faut employer. On la prépare en faisant chauffer pendant cinq à six minutes quatre grammes de chaux éteinte dans deux litres d'eau; on passe la liqueur à travers un linge et on l'administre en abondance.

5° Il n'y a point d'antidote contre les champignons vénéneux. On avait bien proposé le vinaigre, attendu que, suivant quelques auteurs, les champignons les plus funestes, marinés dans le vinaigre, perdent toutes leurs mauvaises qualités; mais ce liquide n'ôte aux champignons leur principe vénéneux qu'en s'en chargeant lui-même et ne le neutralise pas. Il n'y a donc qu'une chose à faire, c'est de mettre le poison hors du tube digestif : vomitifs, purgatifs, il faut balayer de toutes les façons.

L'antidote administré et rendu, il ne reste plus, pour toute espèce d'empoisonnements, que le même traitement à suivre, c'est-à-dire le traitement des inflammations ordinaires de l'estomac : boissons gommeuses et mucilagineuses, cataplasmes à l'extérieur, diète sévère, repos absolu. Au reste, un médecin aura toujours le temps d'arriver pour ces derniers soins, qui ne laissent pas que d'être essentiels.

II. *Piqûres et morsures venimeuses.*

Grâce au ciel, notre climat ne possède qu'un très petit nombre d'animaux dont la morsure soit dangereuse.

Nous avons la piqûre des vipères, les piqûres des guêpes et des abeilles ; nous avons enfin la morsure des chiens enragés.

1° *Vipère.* — Un homme est-il piqué par une vipère, il sent une vive douleur à l'endroit blessé d'abord ; bientôt, tout autour de ce point douloureux survient une enflure considérable ; rouge au premier instant, cette enflure ne tarde pas à prendre une couleur bleuâtre et livide ; elle gagne de proche en proche, et, peu de temps après se manifestent des vomissements, des syncopes, des convulsions : l'empoisonnement alors est devenu général, et il ne tarde pas à causer une terminaison funeste.

Que faire pour prévenir une telle catastrophe? Aussitôt mordu, avec une bande de tissu quelconque, il faut se serrer, ou du moins se faire serrer au dessus de la morsure, — laisser saigner la plaie, en activer même l'hémorrhagie, soit en pressant la plaie, soit en trempant dans l'eau chaude la partie mordue; on a vu des gens se dévouer jusqu'à sucer la morsure; mais il est rare que la bouche soit exempte de toute écorchure, et puis la muqueuse qui tapisse la bouche absorbe si facilement le venin, que cette succion héroïque est excessivement dangereuse.

Si la partie mordue est déjà gonflée et surtout livide, il n'y a point à balancer, il faut cautériser, cautériser avec un fer rougi à blanc, c'est-à-dire aussi chauffé que possible. Plus le fer est chaud, moins la cautérisation est douloureuse. Certes un médecin procédera à cette opération avec beaucoup plus de fermeté et d'assurance que les gens qui ne connaissent rien en anatomie; mais pour vous donner du courage et de la hardiesse, mettez-vous bien dans la tête que les nerfs et les vaisseaux qu'il sera dangereux de toucher, sont en général situés très profondément. Réfléchisez bien que le malheureux piqué par une vipère, est voué à une mort inévitable, si vous ne tuez pas son mal sur place en le détruisant par le feu. Vous tremblerez, vous brûlerez plus mal que ne l'aurait fait un homme de l'art, c'est possible; mais brûlez, agissez, le temps presse; peut-être dans une heure, deux heures, il sera trop tard.

Une fois la cautérisation terminée, on applique, sur la plaie et sur toutes les parties voisines, une compresse imbibée d'un mélange dont la préparation est des plus simples.

On prend deux cuillerées à bouche d'huile d'olive, on y mêle une cuillerée d'alcali volatil; on bat le tout ensemble et on y plonge la compresse. Plus tard, quand les accidents s'éloigneront, on ne mêlera que quelques gouttes d'alcali dans l'huile; et puis bon lit, bouteilles d'eau chaude aux pieds, infusion de camomille ou de fleurs d'oranger, diète sévère et tranquillité parfaite.

2° *Piqûres d'abeilles, guêpes, bourdons*, etc. — Ces insectes ne produisent d'accidents graves que lorsque leurs piqûres sont très multipliées.

Après avoir cherché à retirer l'aiguillon resté dans la plaie à l'aide d'une épingle, ou mieux avec de petites pinces, il faut presser les piqûres dans tous les sens et les laver avec de l'eau salée. Un mélange d'alcali et d'huile d'olive, parties égales, si on peut se les procurer, sera encore plus sûrement efficace pour ces lotions. Quelques cataplasmes de mie de pain ou de graine de lin sont quelquefois nécessaires pour arrêter l'inflammation et diminuer l'enflure.

3° *Morsure des chiens enragés.* — Que de phrases nos écrivains ont accumulées sur les plaisirs de la campagne! Le soleil qui poudroie, l'herbe qui verdoie, les arbres qui se balancent, le champ des oiseaux, le murmure des eaux, l'insecte qui fredonne, les moutons qui bêlent, les bergers qui chantent, le paysan qui laboure, tout a été revêtu des couleurs les plus pittoresques, tout à servi de détails dans mille poétiques tableaux. Mais trop souvent il arrive que de cruels sinistres viennent assombrir tous ces détails.—Entendez-vous ces cris qui se font entendre? On fait rentrer tous les enfants dans les chaumières, les femmes tremblent et se sauvent, les portes se ferment avec fracas; des paysans, la sueur au front, la figure menaçante, courent avec des fusils ou des fourches; ils ont un mot terrible à la bouche: « Chien enragé! chien enragé! »

C'est spécialement dans nos climats tempérés, pendant les mois de mai et de septembre, que les chiens prennent cette affreuse maladie. Affreuse maladie, puisque celui qui la porte la communique à tous ceux qu'il mord.

Quelque temps avant que la rage ne soit déclarée, l'animal est triste, chagrin, hargneux; il a de l'aversion pour les aliments et les boissons; il recherche la solitude et l'obscurité. Il n'aboie plus, mais il grogne sans cesse et sans cause apparente. Cet état peut durer plusieurs jours; quelquefois il ne dure que peu d'heures. La maladie étant confirmée, l'animal, d'ordinaire, abandonne la maison de son maître; sa voix est altérée d'une manière toute particulière, sa démarche est chancelante comme s'il était à moitié endormi; il tombe souvent et fuit en baissant la tête et les oreilles, la queue entre les jambes ou la balançant comme quand il veut mordre ; le poil est terne, hérissé ; les yeux sont hagards, rouges et secs ; la gueule est ordinairement béante, la langue pendante et couverte d'une bave blanchâtre. En cet état, le chien se jette sur toutes les personnes qu'il rencontre, et de préférence sur les animaux de son espèce, qu'il mord avec fureur ; il a horreur de l'eau, et la vue de ce liquide semble augmenter tous ses maux. L'accès peut durer ainsi d'une demiheure à une heure, après quoi l'animal, épuisé de fatigue, se retire dans un endroit obscur et isolé. A quelques heures de là, plus tôt ou plus tard, un nouvel accès se déclare, et, après trois ou quatre accès qui deviennent de plus en plus violents et rapprochés, l'animal finit par succomber.

J'ai voulu vous donner du chien enragé une description minutieuse : d'une part, pour prévenir les fausses terreurs des gens, qui voient un chien enragé dans tous les chiens qui grognent ; de l'autre, pour vous mettre à même de reconnaître le péril et pour y soustraire tous ceux que vous pouvez en avertir. Evidemment, quand un chien est enragé, il faut le tuer ; il n'y a ni récriminations ni considérations qui tiennent. Une fois l'animal tué, il faut l'enterrer très profondément, laver avec de l'eau de chaux les murs et l'endroit où il aura été renfermé, détruire tous les ustensiles qui auront servi à lui présenter quelque chose, brûler même la paille sur laquelle il aura couché, et, cette besogne faite, on doit avoir la précaution de se laver les mains avec du vinaigre.

J'appuie sur tous ces détails, car la rage est une maladie si épouvantable, si évidemment contagieuse, que l'on ne saurait prendre contre elle trop de précautions.

Et pourtant, avant de vous en indiquer le traitement, je dois vous dire un mot des gens qui ont trop peur et des gens qui n'ont point peur assez.

L'excessive frayeur de la rage est si dangereuse, que l'on a vu des personnes devenir enragées par la seule raison qu'elles craignaient trop exagérément cette maladie. Oui ! la simple morsure d'un chien bien portant, en faisant travailler l'imagination, modifiant profondément tout le système nerveux, a plus d'une fois fait déclarer la maladie ; aussi, en pareille circonstance, le point le plus impor tant est de retrouver le chien qui a mordu et de le faire boire devant la personne qui le croit malade.

A côté de ces craintifs, il est des gens trop rassurés ; il leur suffit d'avoir au cou un sachet vendu par un charlatan, d'avoir sur eux une médaille de saint Hubert, pour se croire invulnérables et mépriser tous les conseils des hommes de l'art.

Mes bons amis, j'ai grand respect, croyez-le bien, pour la confiance en Dieu et les croyances religieuses ; mais je ne puis admettre qu'on se borne à cela, quand il s'agit de porter remède à une maladie aussi redoutable que la rage.

Les charlatans, au reste, font du bien plutôt que du mal. Pour mon propre compte, je n'ai pas foi dans les remèdes secrets. Si le remède était réellement efficace, il me semble que l'inventeur, comptant sur la reconnaissance de son pays, espérant une grosse récompense d'un gouvernement aussi libéral que le nôtre, se hâterait de faire connaître sa découverte. Mais enfin, admettons que, par une discrétion qui devient de l'inhumanité, il garde secret un si important remède, je ne puis faire reproche à personne d'y avoir recours. Cela rassure d'abord ; mais ensuite, ou plutôt en même temps, je veux qu'on ait recours aux moyens conseillés par tous les médecins du monde.

Dès qu'une personne a été mordue par un chien manifestement enragé, il faut chercher bien vite à neutraliser l'action et à prévenir l'absorption du principe matériel de la rage.

Ainsi, il faut faire saigner la plaie le plus longtemps possible ; il faut la presser pour favoriser l'écoulement du sang. Si vous avez le courage d'agrandir la blessure avec un couteau ou un canif, faites sans crainte, et puis lavez, lavez à grande eau chaude ; de l'eau de savon, de la lessive seront meilleures encore. Si la région mordue présente une certaine surface, appliquez au-dessus une large ventouse. Vous savez comment se pratique cette opération : on jette dans un verre un morceau de papier tout allumé et on applique bien vite les bords du verre sur la peau, de manière à ce qu'il soit bouché hermétiquement ; la ventouse tire, aspire en quelque sorte, et elle pourra soutirer le poison de la plaie.

Enfin, comme pour la morsure des vipères, le moyen le plus sûr et le plus efficace est une profonde cautérisation des parties mordues.

Grâce à cette cautérisation, on a pu sauver des malheureux voués à une mort certaine.

Quant aux soins généraux, il est urgent, vous le comprenez, de tranquilliser, de rassurer le moral de la personne mordue, d'écarter d'elle toute émotion fâcheuse, de la faire boire beaucoup pour amener, s'il est possible, une abondante transpiration; et puis diète, ou du moins nourriture purement végétale; car on a remarqué une chose: c'est que chez les animaux qui ne mangent que de l'herbe, la rage se modifie à un tel point, que la bave de ces animaux ne peut communiquer la maladie.

Et maintenant, en terminant, laissez-moi récriminer contre les gens qui ne surveillent pas leurs chiens et qui n'ont pas soin de les faire boire.

Permettez-moi aussi de déplorer et de flétrir ces assassins, devenus heureusement fort rares, qui proposent d'étouffer les gens enragés. J'ai dit assassins, et je maintiens mon expression; car enfin la victime d'une aussi barbare coutume est-elle coupable parce qu'elle est malade? Est-il une puissance humaine qui puisse la condamner à mort et la retrancher du nombre des vivants avant que Dieu ne l'appelle? Et nous, nous chrétiens, ne savons-nous pas qu'il existe un autre monde au-delà du tombeau? que le bonheur dans cet autre monde peut être gagné par quelques minutes d'une parfaite contrition en celui-ci, par un moment de cette vie d'ici-bas sincèrement sanctifié? C'est donc un crime que d'enlever à un homme déjà assez éprouvé par ses douleurs un seul des moments d'existence que le maître du monde veut bien lui accorder.

FABULATION.

1.

Dans un cas d'empoisonnement,
Il faut se rappeler et donner l'antidote;
Pour hâter le vomissement,
Il faut plonger ses doigts jusque sur l'épiglotte.
L'important est d'agir promptement, hardiment.

2.

La piqûre d'une vipère
Réclame aussi beaucoup d'activité.

Faites saigner d'abord, et qu'une ligature,
Mise au dessus de la morsure,
Défende avec sévérité
L'absorption du poison délétère.

3.

Là, comme aussi pour prévenir la rage,
Quand malheureusement un chien vous a mordu,
Il faut savoir avec courage
Brûler profondément, ou bien l'on est perdu.

SEIZIÈME LEÇON.

Sommaire.

Ordures dans l'œil, corps étrangers dans les oreilles. — Rhumes de cerveau, saignement de nez. — Gerçures des lèvres. — Maux de dents. — Arêtes dans le gosier. — Coupures, écorchures. — Piqûres d'aiguilles ou d'épingles. — Brûlures.

Mes chers amis,

Il est une chose qui m'étonne et qui m'amuse considérablement, quand le peu de loisirs dont je dispose me permet de m'arrêter à l'observer quelques instants, c'est l'adresse et la faconde de ces guérisseurs à grosse caisse, qui parcourent notre belle France avec un costume excentrique, montés sur une calèche à grand effet, flanqués d'une clarinette et d'un trombonne. Ces gens-là ont invariablement une poudre ou un liquide qui guérit de tous les maux présents et à venir, et c'est avec une superbe éloquence qu'ils amorcent la pratique et racontent les merveilles incroyables de leur inestimable spécifique. J'ai parlé dans mes cours d'hygiène du danger des commères et des charlatans, mais je m'étais réservé de dire un mot des saltimbanques : vous voyez que ce n'était pas pour en mal dire. Je les trouve excessivement amusants. C'est que je pense bien sincèrement qu'il n'est pas un homme de sens commun qui puisse les prendre au sérieux ; c'est qu'il est un problème que je ne saurais résoudre : comment de tels paillasses font-ils des dupes? comment de tels marchands rencontrent-ils des acheteurs ?

Oh ! si j'avais leur habileté et leur effronterie, si, m'établissant sur la voie publique, je cherchais à leur faire concurrence ! En prenant une bien grosse voix, en inventant des certificats des empereurs de Chine ou de Maroc, il me suffirait, pour réussir, de traiter le sujet dont je veux m'occuper aujourd'hui.

Avez-vous quelque chose dans l'œil? avez-vous mal au doigt ? saignez-vous au nez ? souffrez-vous de coupures, de piqûres, de brûlures, de gerçures, d'écorchures? avez-vous des maux de dents, des maux de gosier, des maux d'oreilles? Je veux vous apprendre à guérir, ou tout au moins à soulager tout cela. En d'autres termes, je veux vous renseigner sur les remèdes à appliquer contre les petits accidents de chaque jour.

Vous le voyez, le champ est long à parcourir, et pourtant mon intention n'est point d'abuser plus longtemps que de coutume de votre attention. Pour être court, il faut procéder avec méthode. Je diviserai donc les accidents dont je veux vous entretenir en cinq petits articles, prenant pour base de cette classification les organes des différents sens de l'espèce humaine : la vue, l'ouïe, l'odorat, le goût, le tact et le toucher, c'est-à-dire les yeux, les oreilles, le nez, la bouche, la main et toute la surface du corps.

I. *Les yeux.*

Je l'ai dit à l'article des professions, et vous le savez, du reste, l'œil est d'une sensibilité excessive ; placé tout au haut de l'édifice du corps humain, il est exposé à des accidents continuels.

Le plus commun de ces accidents est l'introduction sous les paupières d'ordures et de corps étrangers.

Il est une vieille ordonnance populaire que vous connaissez tous sans doute, et qui dit : Tu as quelque chose dans l'œil, frotte-toi l'œil opposé. — Quelque burlesque que soit cette ordonnance, elle a son côté logique. Quand un corps étranger s'est introduit sous la paupière, plus vous frottez cette paupière plus vous augmentez la petite congestion sanguine que détermine à l'intérieur l'introduction du corps étranger. Avec la congestion survient l'enflure, et le grain de poussière, la parcelle végétale ou métallique, qui serait sortie tout naturellement peut-être avec les larmes, se trouvant enchâssé dans une auréole enflammatoire, y reste à poste fixe et détermine une cuisson intolérable.

Quand, par malheur, quelque chose vous est entrée sous la paupière, prenez un petit morceau de papier que vous roulerez en spirale, mouillez avec un peu de salive non pas le bout pointu, mais le bout opposé, et puis, ouvrant l'œil le plus possible, introduisez le morceau de papier ainsi mouillé sous la paupière. Le premier contact sera pénible; mais du courage, introduisez sans crainte ; vous ne vous crèverez rien avec un pareil instrument, bieu sûr, et les larmes, humectant encore le papier, en rendront la présence plus facile ; alors, lui faisant faire le tour du globe de l'œil, il ramènera presque toujours à l'un des angles, et partant à l'extérieur, le corps étranger qu'il s'agit de mettre à la porte.

Quand ce sont des pailles de fer, on approche de l'œil un morceau de fer aimanté ; il attire instantanément la parcelle métallique.

Parlerais-je des collyres, c'est-à-dire des eaux que l'on introduit d'ordinaire dans les yeux pour les calmer et les guérir ? Je n'en dirai que peu de choses, parce que je crois d'avis qu'il est besoin des avis d'un médecin toutes les fois qu'on veut employer une préparation pharmaceutique. Seulement j'indiquerai : 1° l'eau fraîche ; 2° l'eau dans laquelle on met une ou deux gouttes d'eau-de-vie ; 3° enfin l'eau distillée de rose et de plantin, parties égales.

II. — *Les oreilles.*

Les oreilles sont moins exposées que les yeux ; mais l'intérieur de l'oreille, l'oreille interne, comme on dit en anatomie, est, elle aussi, d'une sensibilité excessive. J'ai vu des malades rendus furieux et comme fous par les maux d'oreille.

Un corps étranger introduit dans le canal auditif y détermine des douleurs aussi cuisantes que les douleurs dont je parlais tout à l'heure. Tantôt c'est un insecte, un moucheron, ou ce petit animal à pieds nombreux que l'on appelle *perce-oreille*. Tantôt c'est une pierre, un pois, une lentille, que sais-je. Enfin, il peut y entrer tout simplement un liquide que l'on ne sait comment en faire sortir.

1° S'agit-il d'un corps vivant ? — Vous penchez la tête de façon à présenter horizontalement et en haut l'ouverture de l'oreille à traiter, puis, dans le conduit auditif, vous introduisez de l'huile d'olive ou de lis, vous remuez la tête de façon à ce que l'huile pénètre jusqu'au fond. De deux choses l'une, ou l'insecte asphyxié, tué par ce liquide, en sort naturellement avec lui, ou, se débattant contre cette mort imprévue, il vient surnager à la surface du liquide introduit, et on le retire facilement.

2° S'agit-il d'un corps dur? Le cure-oreille

doit faire son office ; devrait-il écorcher, faire saigner, il ne faut pas s'arrêter à ces détails. Plus vous laisserez le corps étranger dans l'oreille, plus l'inflammation que sa présence détermine ira en augmentant, si bien qu'elle va quelquefois jusqu'à produire des abcès qui sont non-seulement douloureux, mais dangereux.

3° Enfin, s'agit-il d'un liquide ? Une petite seringue à oreille va vous en débarrasser tout de suite. Je ne parle pas d'une seringue pleine, bien entendu. On prend la seringue vide, on en introduit le bout dans l'oreille aussi profondément que possible, et, tirant à soi le piston, on aspire ainsi forcément tout le liquide qui engorgerait le conduit auditif.

III. *Le nez.*

Deux sortes d'accidents arrivent journellement dans l'intérieur du nez à ce qu'on appelle la muqueuse nasale : ou bien c'est une inflammation passagère, ce que l'on appelle fort improprement un rhume de cerveau ; ou bien c'est une hémorrhagie qui, chez les uns, est fortuite, chez les autres habituelle.

Je dis que le rhume de cerveau est appelé

d'un nom ridicule. Effectivement, le cerveau n'a point avec le nez une correspondance immédiate. Bien des gens du monde qui mouchent, qui mouchent, s'imaginent faussement que le cerveau s'en va par là. La muqueuse qui tapisse l'intérieur des cavités nasales est enflammée, et dès-lors elle sécrète une quantité considérable de mucus ; mais ces mucosités sont tout simplement le produit de l'inflammation, comme les mucosités de la gorge sont le résultat d'un rhume ordinaire.

Un des meilleurs moyens de calmer le rhume de cerveau est de priser de l'amidon, de renifler du lait, d'éviter l'air froid du soir et du matin ; et, quant à ce remède populaire qui consiste à mettre du suif sur la protubérance nazale, je l'admets et je l'explique. Un corps gras mis à l'extérieur bouche hermétiquement les pores de la peau ; par conséquent, il concentre à cette surface la transpiration insensible qui s'en exhale. Cette transpiration accumulée produit extérieurement une petite irritation qui fait dériver, en d'autres termes, qui diminue l'irritation intérieure.

Quant aux hémorrhagies, si elles sont

légères, il n'y a point à s'y opposer, elles sont bienfaisantes ; mais quand elles se prolongent, on les arrête en reniflant de l'eau vinaigrée, c'est-à-dire de l'eau rendue astringente; en appliquant sur les tempes des compresses d'eau froide; en plaçant un corps froid dans le dos, un morceau de marbre, un caillou.

Mais parfois ces moyens ne sont pas suffisants, et j'ai vu des saignements de nez devenir presque mortels. Il faut alors recourir à l'homme de l'art, qui tamponne et fait prendre des remèdes internes.

Je ne vous citerai qu'un seul fait, parce qu'il servira à vous graver dans la mémoire le remède le plus efficacement employé. J'avais été mandé pour une hémorrhagie nasale survenue à une femme de plus de soixante ans. Le sang perdu était considérable ; le tamponnement et tous les instruments de chirurgie connus n'arrêtaient rien. J'avais manœuvré une heure entière sans pouvoir rien arrêter ; le pouls vacillait déjà, et la malade avait sur le visage le râle d'une agonie que je croyais inévitable. De guerre lasse, je cours chez le pharmacien ; j'en rapporte de l'alun en poudre ; j'en fait renifler deux ou trois grosses pincées à l'agonisante, et je me retire, en recommandant de réitérer souvent cette opération. J'avoue que je ne comptais plus guère sur son efficacité. Trois jours après, je vis arriver chez moi une bonne vieille qui ne savait comment me témoigner sa reconnaissance. Je ne la reconnaissais pas. — C'est moi qui me mourais l'autre jour, me dit-elle. — Mon alun avait arrêté tous les accidens.

IV. *La bouche.*

1° *Gerçures des lèvres.* — C'est l'hiver, quand souffle la bise, que survient d'ordinaire ce petit accident. Ceux qui s'en trouvent affectés croient se soulager en humectant leurs lèvres avec de la salive ; ils ne font qu'augmentrer le mal ; car la salive se sèche, se gèle en quelque sorte, et les gerçures se multiplient. — Un corps gras, de la graisse de porc, de l'huile, une pommade, assouplissent la peau, hâtent la cicatrisation des coupures.

2° *Douleurs de dents.* — Les douleurs de dents sont causées par une névralgie dentaire ou par l'inflammation des gencives, ou enfin par la présence d'une dent gâtée.

Quand les dents sont fort gâtées, il n'existe qu'un remède efficace, c'est ce qu'on appelle vulgairement le *baume d'acier*, c'est-à-dire qu'il faut les faire extraire par le dentiste.

Si le mal part d'une dent creuse que le dentiste lui-même n'a pas voulu arracher, on introduit dans cette dent creuse un corps actif d'une propriété presque cautérisante qui puisse modifier la sensibilité du nerf endolori. Tantôt c'est un petit morceau de coton trempé dans l'eau-de-vie forte, dans l'eau de Cologne ou dans l'eau de Botot. Tantôt c'est une gousse d'ail cuite sous la cendre, un morceau de tabac ou un clou de girofle ; tantôt enfin, mais il est urgent alors de manœuvrer avec délicatesse, c'est une goutte de créosote ou d'esprit d'ammoniaque. Lorsqu'il s'agit d'une névralgie dentaire, on la soulage en tenant longtemps dans la bouche de l'eau chaude contenant quelques gouttes de laudanum ou tout simplement une gorgée de la décoction concentrée d'une tête de pavots.

Je glisse rapidement sur tous ces détails, car les maladies de nos dents sont nombreuses et délicates, et le plus sage parti, quand on en souffre, est d'aller consulter un dentiste consciencieux.

3° *Arètes ou petits os dans le gosier.* — Je ne saurais quitter les accidents qui peuvent survenir à l'organe du goût sans parler des corps durs qui s'arrètent parfois dans la gorge et y déterminent des douleurs extrêmement pénibles. J'en parle par expérience, car il me souvient d'avoir eu jadis, pendant que j'étais au collége, une arète de hareng dans le gosier, et j'en ai conservé une telle impression que j'ai renoncé depuis à tous les poissons à fines arètes.

La première chose à faire, c'est de prier une autre personne, devant laquelle on ouvre la bouche, d'examiner si l'objet arrèté au gosier est visible, car, dans ce cas, avec de petites pinces ou tout simplement avec le doigt, au risque de provoquer quelques nausées, on peut retirer le corps étranger. Si l'on ne peut pas y réussir, il faut manger avidement de la bouillie épaisse ou de la mie de pain tendre afin d'entraîner avec les alimens l'os ou l'arète dans l'estomac.

Quelques personnes se passent un poireau

dans le gosier ; mais le poireau, qu'il faut introduire par sa tête, bien entendu, présente encore une certaine résistance qui peut écorcher la muqueuse de la gorge. Au lieu d'un poireau, prenez un bâton de baleine bien souple, attachez à l'un des bouts un petit morceau d'éponge mis en boule ; imbibez cette éponge avec du lait sucré ou de l'huile, et vous pourrez sans aucun danger introduire dans le gosier ce balai d'une nouvelle espèce.

V. *Les mains, la peau.*

Pour ce dernier article, la série des accidents possibles y est tellement longue, que si je ne veux point vous parler jusqu'à demain, il convient de me borner à quelques uns des principaux.

1° *Coupures, écorchures des doigts.* — D'abord, comme une plaie, pour se cicatriser rapidement, a besoin d'être d'une excessive propreté, il faut laver la partie blessée avec de l'eau fraîche ; si le sang coule en abondance, arrêter l'hémorrhagie en appliquant, soit de l'amadou, soit du linge brûlé, soit de la toile d'araignée ; enfin, rapprocher les chairs de manière à ce qu'elles puissent se coller. —Il existe, dans la classe ouvrière, une manie pernicieuse, c'est d'appliquer sur la moindre écorchure des onguents et des graisses souvent fort malpropres; même quand on veut employer le suif, on s'embarrasse peu qu'il contienne des ordures, de la poussière ou du charbon. C'est un tort, les corps gras n'aident à la cicatrisation qu'en mettant la partie malade à l'abri des contacts immédiats, en empêchant les collements ou les frottements qui pourraient arrêter le travail de la nature. Si ces corps gras renferment quelques corps durs, ces corps durs irritent la plaie et l'enflamment, et produisent ce que vous appelez un mal *envenimé*.

2° Echardes, piqûres d'aiguilles ou d'épingles, doigts écrasés.

Les échardes doivent être retirées le plus promptement possible, autrement elles produisent un petit foyer inflammatoire, et il se forme un abcès. Ainsi, dussiez-vous vous écorcher et vous faire saigner un peu, tâchez d'extraire l'écharde. En mettant la main pendant une heure ou deux dans l'eau tiède, la peau se distend, se ramollit, et l'extraction devient plus facile.

Après une piqûre, on doit la faire saigner le plus possible, la sucer même, s'il est besoin, et puis, si la blessure a été profonde, en prévenir l'inflammation par un bain local prolongé ou par l'application de cataplasmes.

Enfin, quand on a eu le doigt pris dans une porte, ou blessé par un corps lourd, il faut plonger la main non plus dans l'eau tiède, mais dans l'eau froide. Avec les bains prolongés d'eau froide, je recommanderai les compresses imbibées d'eau salée ou d'eau-de-vie camphrée, coupée aux deux tiers avec l'eau ordinaire, ou d'eau blanche, c'est-à-dire de l'eau dans laquelle on mêle une petite portion d'extrait de saturne.

Quant aux cataplasmes, les meilleurs, en pareille circonstance, sont les cataplasmes d'oseille cuite et de beurre frais.

Un mot sur les brûlures, et je termine. La râpure de pommes de terre et de la gelée de groseilles, appliquées sur une brûlure légère, la soulagent immédiatement. Les compresses imbibées d'eau blanche et souvent renouvelées, du coton imprégné d'encre à écrire, une éponge mouillée d'eau-de-vie camphrée, peuvent empêcher les ampoules et apaisent la douleur.

Quand aux brûlures un peu profondes, c'est l'affaire du médecin, et vous ne pouvez rien faire sans son conseil.

Et puisque j'en suis sur les brûlures, je ne saurais trop flétrir l'imprudence des parents qui laissent les enfants jouer avec des allumettes, ou tout près du feu.

Un dernier renseignement : — Çà et là nos feuilles publiques annoncent que telle personne est morte brûlée ; le feu a pris à une robe, à un bonnet, à un habit. Or, voici toujours ce qu'il arrive dès que le feu prend ainsi : on crie, on ouvre une porte ou une fenêtre pour appeler du secours, on perd la tête. Au lieu d'établir un courant d'air qui active encore l'incendie, laissez tout hermétiquement fermé, que l'on fasse dans l'appartement le moins de mouvement possible ; enveloppez la personne qui se brûle avec un drap, un rideau, une couverture, étouffez le feu enfin, et peut-être sauverez-vous la vie au patient.

PÆULATION.

1.

Quand un corps étranger entre sous la paupière,
Il vous irrite l'œil d'une rude manière !
Pour le retirer, pour l'extraire,
Il faut rouler adroitement
Un morceau de papier qu'on passe promptement
Dans tout l'organe larmoyant.

2.

Quand, par hasard, un petit animal,
Un moucheron, ou bien quelque bête pareille,
Pénètre insolemment jusque dans votre oreille,
Versez deux gouttes d'huile au fond de ce canal,
Et l'insecte, étouffé, ne fera plus de mal.

3.

Le saignement de nez, — accident fort commun, —
Modéré, n'est pas redoutable,
Et quand il semble intarissable,
On l'arrête en prisant de la poudre d'alun.

4.

Une arète dans le gosier
Est vraiment une laide affaire;
On a bien du mal à l'extraire,
Puis on l'enfonce encor, dès que l'on veut crier.
— Mangez de la bouillie, ou beaucoup de pain frais,
Avalez vite tout exprès,

Ou bien prenez un bâton de baleine,
Mettez un peu d'éponge au bout,
Et ce balai de nouveau goût
Pourra vous retirer de peine.

5.

Quant aux égratignures,
Aux piqûres,
Aux coupures,
Aux gerçures,
Aux brûlures,
Ce sont de petits accidents
Qu'on aggrave par les onguents
Et par mille et mille pommades,
Que des gens, — d'ailleurs excellents,
Prodiguent à tous les malades.
De l'eau fraîche, de l'huile et de la propreté,
Guérissent tous ces maux avec rapidité.

APPENDICE.

Des épidémies en général et du choléra en particulier. — Danger de la peur. — Inconvénients de la bravade. — Premiers secours à donner dans le choléra (1).

Mes bons amis,

Le vent est aux voyages ! depuis trois semaines, vous voyez sur toutes les murailles des affiches de toutes grandeurs, toutes couleurs, qui vous engagent à visiter la mer ! Voyage à Dieppe, voyage à Dunkerque, voyage à Boulogne, voyage à Calais, etc., etc. Trains de plaisir, tant pour l'aller et le retour. — *Suivez l'monde ! Suivez l'monde !* — prrrenez vos billets !! —

(1) Cette dernière leçon n'entrait pas dans le cadre fort restreint que je m'étais tracé, pour donner aux classes laborieuses tous les renseignements dont elles ont besoin afin de défendre et de conserver le plus longtemps possible le bien si précieux de la santé. La circonstance du choléra survenu tout à coup à Marseille m'a déterminé non seulement à dire, mais à faire imprimer les réflexions qu'on va lire.

Cela m'a donné l'idée de commencer notre leçon par le récit d'une promenade en mer que j'ai faite il y a quelques années.

C'était à Marseille. J'eus l'ambition de faire le tour du château d'If; or, le château d'If est une forteresse bâtie sur un rocher en pleine Méditerrannée. Je pris un bateau armé de deux voiles, avec deux rameurs et un pilote; et, malgré les représentations d'un vieux marin, qui m'avait dit : — Vous avez tort, la mer est méchante; c'est une diable de tournée qui peut avoir ses accidents, — je sautai dans mon bateau, et je partis. — A peine étions-nous hors du port, que l'un des matelots montra à ses compagnons un petit nuage noir, et leur cria : Veille au grain. — Le grain, c'est l'orage, quelquefois même la tempête ! Effectivement, le point noir s'élargit, le ciel entier se voila de nuages, et sous le vent qui commençait à souffler, les flots se cabrèrent comme des chevaux rétifs... J'avoue humblement que je n'étais pas très rassuré. — Heureusement, à ce cri de *Veille au grain*, l'un des bateliers avait abattu les voiles, le pilote s'était fortement cramponné à son gouvernail, et l'orage passa sans produire d'autres accidents que de me secouer vigoureusement l'estomac.

Si mes matelots n'avaient eu aucune expérience, si mon pilote n'avait pas su prévoir l'orage et avertir ses deux compagnons, les voiles engouffrées par l'orage nous auraient probablement mis dans une fort critique position.

Eh bien, moi qui me suis établi le pilote de votre santé, moi qui viens au milieu de vous, sinon avec une bien vaste expérience, du moins avec un dévouement réel, avec une amitié sincère, j'aperçois bien loin, à l'horizon, bien loin, bien loin, fort heureusement, un point noir, un nuage. Je crois important de vous l'annoncer au risque de pécher par trop de précaution. Je viens vous crier, comme mon pilote de la Méditerranée, cet avertissement pittoresque des matelots : *Veille au grain!*

J'avais l'intention de vous entretenir des premiers secours à donner dans certains accidents journaliers. Mais voilà que cette semaine nos journaux de médecine ont apporté de sinistres nouvelles. Le choléra n'est pas loin de la France; il décime la population de

Malte, il tue trois cents personnes par jour à Alexandrie. Le président du comité d'hygiène de Paris est parti pour Marseille, et Dieu veuille que toutes les précautions de la police sanitaire en garantissent notre pays. Mais enfin, si jamais revenait cette effroyable tempête, il faut que je vous dise les moyens de la subir; il faut que je vous enseigne les précautions à prendre pour tâcher de vous y soustraire.

Dans toutes les épidémies possibles, dans les épidémies de peste, de suette, de choléra, que sais-je, moi? une des premières causes qui prédisposent les populations à en être les victimes, — c'est la peur.

Quand l'épidémie, avec sa tête de mort, se dresse au milieu des masses, et, lugubre moissonneuse, fauche tous ceux qu'elle trouve sous sa main, le plus grand danger, c'est la bravade.

Enfin, quand, çà et là, pauvres, riches, puissants ou malheureux, chacun se sent plus ou moins frappé, le plus grand péril, c'est l'ignorance des premiers secours à donner.

Tels sont les trois petits articles qui feront le sujet de notre entretien d'aujourd'hui.

I. *La peur.*

Mes bons amis, la peur est un sentiment qu'en général on n'avoue guère, mais elle est pourtant bien commune, et dans les cas d'épidémie elle devient pardonnable et compréhensible : vous avez des femmes, des enfants dont vous êtes les soutiens, ou bien de bons parents dont vous êtes l'appui. Enfin, chacun de nous possède cet instinct vital qui fait tenir ardemment à l'existence, et il est tout naturel et tout simple, lorsqu'on voit autour de soi nombre de gens s'aliter et mourir, que l'on fasse un petit retour sur soi-même et que l'on craigne d'avoir son tour. Eh bien, c'est cette crainte qu'il faut chasser avec énergie et combattre avec logique.

Un homme monte au haut d'un clocher, ou bien il gravit un rocher taillé à pic. Arrivé au sommet, s'il lui prend la peur de tomber, il tombe.

Un mauvais nageur se trouve seul dans une rivière ; s'il y reste calme et rassuré, il ne court aucun péril ; s'il éprouve tout-à-cou la peur de se noyer, — il se noie.

Qui oserait soutenir que, dans le choléra de 1849, la peur n'a point fait la moitié des victimes ?

Certes, nous n'en sommes plus à ces temps de triste souvenir où, dans Paris même, c'est-à-dire au centre de la civilisation, on rêvait des complots infâmes et l'on criait à l'empoisonneur ; mais la peur a été terrible !

A dix-huit lieues de Paris, dans une petite vallée où se groupent quatre ou cinq villages, l'épouvante était telle que chaque jour chacun de ces hameaux comptait plusieurs victimes. Vous donner une idée de la désolation serait chose impossible ; mais pour vous peindre la terreur, je n'ai qu'un trait à vous dire, c'est que de pauvres femmes se couchaient avant de rien ressentir, par la seule raison qu'elles ne voulaient pas mourir dans la rue. J'y fus envoyé en mission par le ministre de l'agriculture et du commerce. Un médecin de Paris, oh ! voilà bonne nouvelle ! Et puis je visite, je médicamente, je rassure. J'y suis resté huit jours, et pendant ces huit jours, il n'y a pas eu un seul décès dans la vallée.

Je pourrais multiplier les exemples, mais

je les crois inutiles. Le fait est constant : la peur, dans une épidémie, est un danger qu'il faut combattre.

Combattre comment? Eh mon Dieu! en se raisonnant, en se disant que si l'on a échappé jadis au fléau, on y échappera encore de la même manière; en se disant qu'après tout, si bien des gens meurent, bon nombre se guérissent aussi.

Et puis, surtout, en levant les regards vers le ciel, et en puisant dans la confiance en Dieu une énergie que ne sauraient donner les plus beaux raisonnements du monde.

II. *La bravade.*

Il est une cause toute contraire à la peur, et qui, elle aussi, a produit bien des catastrophes : c'est l'incurie, c'est la bravade. Nombre de gens, parfois même les plus effrayés, cherchant à s'étourdir ou à cacher leurs secrètes inquiétudes, se livrent à des écarts de régime, affrontent les fatigues de toute nature, et se moquent des premières atteintes de l'épidémie.—C'est un tort, c'est une faute dangereuse, et malheureusement, souvent, mes bons amis, c'est la mort.

Oh ! dans les temps d'épidémie surtout, je vous en conjure, rappelez-vous et mettez en pratique les quelques règles d'hygiène que j'ai tâché de vous apprendre.

De la propreté sur vous et dans vos logements ; de l'air, du sommeil, point d'excès de boisson, un régime alimentaire sain et régulier ; et même, en temps de choléra, il faut, pour votre nourriture, savoir faire quelques sacrifices : défiez-vous des crudités et des exagérations de légumes. Les premiers symptômes du mal, vous le savez, partent des organes digestifs. Une indigestion peut être une cause déterminante de la maladie. J'ai vu des choléra causés par des indigestions de haricots et de petits pois.

III. *Premiers soins à donner.*

Mais j'arrive bien vite à l'article le plus important : il s'agit de vous apprendre les premiers soins que réclament les accidents cholériques, car enfin vous le savez, les accidents marchent si rapidement, qu'une heure ou deux perdues sont souvent chose irréparable. Or, les hommes de l'art sont nombreux, mais aussi ils sont fort occupés ; ils demeurent loin, on ne les trouve plus chez eux; il faut savoir les suppléer et agir en attendant. Je distinguerai trois périodes dans l'épidémie : une période de prélude, caractérisée par des lourdeurs de tête et un malaise insolite; — une seconde période, caractérisée par des vomissements et des garde-robes considérables, c'est la cholérine; quant à la troisième, c'est le choléra confirmé.

En somme, si vous en avez vu un seul exemple, vous le reconnaîtrez toujours : il y a dans la figure du cholérique, dans sa voix éteinte, dans sa peau devenue bleue, des signes certains et infaillibles.

Et maintenant, quel parti prendre? Quels secours donner, quels soins sont les plus indispensables?

Je vais être bref, sec, impératif, car il importe que ces renseignements se gravent dans toutes les mémoires; il me faut ici un style analogue à celui des commandements militaires.

Donc, attention!

Au moindre malaise, aussitôt qu'apparaissent cette faiblesse insolite, ces lourdeurs de tête, les douleurs d'entrailles si souvent symptômes précurseurs de la maladie : — Repos ! séjour au lit ; — cataplasmes sur le ventre ; cataplasmes et bouteille d'eau chaude aux pieds.— Et puis infusion chaude de violette ou de camomille romaine, — diète, — résignation !

Contre les accidents de la cholérine :

Séjour au lit ; sinapisme au creux de l'estomac ; sinapismes aux quatre membres ; — cataplasmes laudanisés sur la paroi du ventre. Tout d'abord une ou deux gouttes d'essence de menthe jetée sur un morceau de sucre, puis délayée dans un demi-verre d'eau, et pour boisson ordinaire un blanc d'œuf étendu dans une carafe d'eau très modérément sucrée.

Contre le choléra confirmé : Soins actifs, énergiques, persévérants !

Pour arrêter les vomissements : Vésicatoire volant au creux de l'estomac ; eau de Seltz, morceaux de glace ; bouillie d'amidon faite à froid, avalée avec courage.

Pour en rayer les évacuations : — Bouillie d'amidon analogue à celle de tout à l'heure, mais contenant sept à huit gouttes de laudanum, et assez claire pour être administrée par bas; cataplasmes fortement laudanisés sur le ventre.

— Pour arrêter les crampes : — Frictions sèches avec les mains; — ligatures aux cuisses avec des mouchoirs; — frictions avec le chloroforme le long de l'épine du dos.

— Pour réchauffer : — Bouteilles d'eau chaude de tous côtés; — serviettes brûlantes sur la poitrine et sur les mains; — frictions vigoureuses avec de la flanelle ou même des fers à repasser chauffés modérément.

Si tout cela ne suffit : prenez une couverture, plongez-la dans l'eau bouillante; tordez-la bien; et, dans cette petite fournaise improvisée, introduisez à nu le malheureux cholérique.

Quant aux boissons : — Le thé léger, ou l'infusion de fleurs de tilleul, dans chaque tasse desquels on peut ajouter un peu de rhum ou d'eau-de-vie, — quelquefois un peu de malaga ou de madère, un peu de bon café.

Et la maladie a beau faire des progrès, point de désespoir, point d'abandon. Dans le choléra, en effet, on revient exactement des portes du tombeau.

En terminant, messieurs, je dois vous dire et vous dire bien haut que, du plus profond de mon cœur, je fais des vœux très sincères pour que le ciel nous garantisse des cruelles épreuves d'une épidémie nouvelle.

Je le dis, parce que les gros esprits d'estaminet, les bavards de toutes les classes, vont répétant sans cesse : — Temps d'épidémie, bon temps pour les médecins ! — Je relève cette niaiserie, parce qu'elle n'est pas seulement injuste, mais dangereuse, et que l'on a vu des villages entiers s'imaginer que le médecin du lieu avait fait venir le choléra tout exprès pour alimenter sa clientèle.

Bon temps pour les médecins ! — Oh ! je ne veux vous parler ni de nos dangers ni de nos fatigues; mais j'ai le droit de vous montrer notre cœur, notre humanité, et jusqu'à notre amour-propre, sans cesse blessés et sans cesse déchirés !

Que de fois n'a-t-on pas vu de vieux militaires, des cœurs de bronze, des hommes de fer, pleurer comme des enfants après une bataille perdue ?

Eh bien, au médecin, l'épidémie apporte défaites sur défaites.—Bon temps, n'est ce pas !

Le médecin appelle à son aide tout ce que la science a de savoir, tout ce que l'intelligence a de logique, tout ce que l'humanité a de dévouement : inutile ! — Battu, battu encore !

Aussi, quand, au milieu de toutes ces catastrophes, surviennent quelques succès, ne vous étonnez pas si le pauvre vaincu de la veille n'accueille qu'avec mélancolie le témoignage de la reconnaissance.

Je parle de tout cela peut-être avec un peu de chaleur ; mais, mes bons amis, nous sommes ici en famille... et puis,—le prêtre s'honore de sa soutane, le soldat est fier de ses épaulettes, et, à propos d'épidémie, vous pardonnerez bien à un médecin d'être glorieux de sa profession.

FIN.

En vente, du même auteur,

PARIS, J.-B. BAILLÈRE, libraire de l'Académie de médecine, 19, rue Hautefeuille;

LONDRES, H. BAILLÈRE, 219, Regent Street;

MADRID, BAILLY-BAILLÈRE, calle del Prince, 11;

DE L'ÉLECTRICITÉ

EN

THÉRAPEUTIQUE

Analyse des divers ouvrages publiés sur ce sujet. — Applications nouvelles contre les paralysies, — les névralgies, — l'épilepsie, — l'asthme, — la goutte, etc., etc. — Résolution des tumeurs lymphatiques, tentative contre les goîtres.

Sous presse.

MANUEL DU POULS.

Imprimerie Lange Lévy, 16, rue du Croissant.

www.ingramcontent.com/pod-product-compliance
Ingram Content Group UK Ltd.
Pitfield, Milton Keynes, MK11 3LW, UK
UKHW021103230726
13926UKWH00004B/1986

9 782016 158142